静山社文庫

食べて悪い油 食べてもよい油

渡辺雄二

JN283168

はじめに

「フライドチキンやフライドポテトを食べたら、胃がもたれた」「天ぷらそばを食べたら、下痢《げり》をした」「コンビニの揚げ物を食べたら、油が胃にしみてゲップが出た」――こんな経験はありませんか？　それは、おそらく揚げ油が酸化して、有害なものに変化していたことが原因と考えられます。

油はいろいろな食品に使われていますが、実は、酸化すると毒性の強い物質に変化してしまうのです。それをネズミにたくさん食べさせると、なんと死んでしまいます。ですから、油の取り扱いには、十分注意しなければならないのです。

私は20代の頃、千葉県市川市《いちかわ》に住んでいましたが、家の近くにファーストフード店があり、そこで、魚の白身フライを2度食べたことがありました。その際、2度とも胃が痛くなって、下痢をしました。

とくに2度目は、疲れて体調が悪かったためか、非常に激しい下痢で、全身が硬く強張《こわば》ってしまい、マッサージを受けなければならないほどでした。マッサージ師が、「凝《こ》りかたまってますね」と驚くくらい、ひどい状態になりました。それ以来、ファーストフード店の揚げ物には、強い警戒《けいかい》感を覚えるようになりました。

私と似たような経験をもつ人は、少なくないのではないでしょうか？　周囲の人からも、「○○店のドーナツを食べたら、気持ちが悪くなった」「○○店のとんかつを食べたら、胃もたれがした」「○○のカップめんを食べたら、嘔吐《おうと》と下痢におそわれた」などという話をよく聞きます。ドーナツもとんかつもカップめんも、いずれも油で揚げたものです。

この「油で揚げる」ということが、曲者《くせもの》なのです。「揚げる」ということは、油を180℃くらいの高温にするということです。油は、温度が高くなるにしたがって、空気中の酸素と結びついて（つまり酸化して）、変質していきます。その結果、有害な過酸化脂質《かさんかししつ》ができてしまうのです。

過酸化脂質ができても、すぐに油を交換すれば、揚げ物にそれほどふくまれることはありません。しかし、それは現実にはなかなかむずかしいようです。揚げるたびにいちいち油を取り換えていたのでは、費用がかかりすぎるからです。それで、同じ油を何回も使うということになってしまいます。

精肉店や天ぷら店の揚げ油を見ると、たいてい黒ずんでいます。何回も使っているため、あのような色になってしまうのです。それだけ有害な過酸化脂質がたくさんふくまれることになるのです。

ファーストフード店の揚げ油には、もう一つ問題があります。いま「狂った油」「悪玉脂肪《あくだましぼう》」などといわれて問題になっている「トランス脂肪酸《しぼうさん》」がふくまれている点です。

ファーストフード店のフライドチキンやチキンナゲット、フライドポテトなどは、カラッと揚がっています。家庭で揚げても、なかなかあのようにカラッとは揚がりません。なぜなら、そこでは、揚げ油にふつうの植物油ではなく、「ショートニング」を使っているからです。

ショートニングは、大豆油やコーン油などの植物油に、「水素添加」という加工をほどこすことで作られます。しかし、その際にトランス脂肪酸ができてしまうのです。

トランス脂肪酸は、悪玉（LDL）コレステロールを増やして、逆に善玉（HDL）コレステロールを減らし、動脈硬化《こうか》を起こしやすくし、心臓疾患《しっかん》のリスクを高めることがわかっています。喘息《ぜんそく》やアトピー性皮膚炎《ひふえん》などのアレルギー、さらには認知症やがんになる可能性を高めるともいわれています。したがって、できるだけとらないようにしたほうがよいのです。

以上のように、「食べて悪い油」「食べてもよい油」を判断するのは、「トランス脂肪酸」と「過酸化脂質（つまり酸化）」の2点が重要になります。

さらに油は、肥満《ひまん》を引き起こし、心臓病や糖尿病などさまざまな病気を起こしやすくするという問題もあります。

いま、中年の男女を中心に「メタボリック症候群《しょうこうぐん》(メタボ)」が問題になっています。その第一の原因が中性脂肪《ちゅうせいしぼう》です。それが腹部にたまって、腹囲が男性で85㎝、女性で90㎝以上であることが、メタボの第一条件です。

さらに、脂質《ししつ》異常や高血糖、高血圧などのいずれか2つがあると、メタボと診断されます。メタボの状態がつづいていると、動脈硬化になりやすくなり、重い心臓病や脳梗塞《のうこうそく》などを起こしやすくなります。したがって、その点でも、油のとり方には注意しなければならないのです。

ただし、脂肪は悪い面ばかりではありません。体が活動するエネルギーになりますし、全身の細胞《さいぼう》の細胞膜《まく》の材料としても欠かせないものであり、まったく油をとらずに生命を維持《いじ》することは不可能です。したがって、油と上手につきあうことが大切なのです。

そのためには、「よい油」を知って、それを生活のなかで適度にとるようにして、「悪い油」をとらないようにすることが大切です。

本書では、具体的な食用油や油を使った製品ごとに、「食べて悪い油」「食べてもよい油」、そして「食べて悪いとよいの間の油」とに分類しています。分類は、トランス脂肪酸の量、油の酸化のしやすさ、脂肪の質などをもとにおこなっています。これらを参考にして、油と上手につきあっていただければと思います。

なお、「油とはなにか？」を知りたいという方は、「Ⅷ章　油の基礎の基礎知識」をまずお読みいただくことをおすすめします。

渡辺《わたなべ》雄二《ゆうじ》

◎目次

はじめに　3

「食べて悪い油」「食べてもよい油」とは？　12

衝撃!!　エコナ問題――トクホの優等生「エコナ」が販売停止に　18

I　ファースト（ファスト）フード　23

ウェンディーズ　24／クリスピー・クリーム・ドーナツ　26／ケンタッキー・フライド・チキン　28／ドムドムハンバーガー　30／ファーストキッチン　32／フレッシュネスバーガー　34／マクドナルド　36／ミスタードーナツ　38／モスバーガー　40／ロッテリア　42

コラム1　「植物性ショートニング」って何？　44

II　外食チェーン　45

あじさい茶屋　46／王将　48／小諸そば　50／さぼてん　52／ちりめん亭　54／てんや　56／なか卯　58／日高屋　60／富士そば　62／松屋　64／吉野家　66／和幸　68

Ⅲ　コンビニ・ほか弁　71

am／pm　72／オリジン弁当　74／サークルKサンクス　76／セブン-イレブン　78／デイリーヤマザキ　80／ファミリーマート　82／ほっかほっか亭　84／ほっともっと　86／ミニストップ　88／ローソン　90
コラム2　植物油はどうやって作られる？　92

Ⅳ　インスタント食品　93

カップヌードル　94／究麺　96／サッポロ一番　98／チキンラーメン　100／中華三昧　102／日清ラ王　104／北海道ラーメン　106／マルタイラーメン　108

Ⅴ　菓子・スナック　111
あんドーナツ　112／カール　114／柿の種　116／歌舞伎揚　118／黒糖かりんとう　120／じゃがりこ　122／ソフトサラダ　124／とんがりコーン　126／ビスコ　128／プリッツ　130／ベビースターラーメン　132／ポテトチップス（湖池屋）　134／ポテトチップス（カルビー）　136／ムーンライトクッキー　138／リッツ　140
Ⅵ　マーガリン・加工食品　143
EPA、DHAのサプリメント　144／油揚げ　146／小岩井マーガリン　148／コーンソフト　150／さつま揚げ　152／シーチキンファンシー　154／ドレッシング　156／ネオソフト　158／マヨネーズ　160／ラーマ　162／ラーマ プロ・アクティブ　164／リセッタソフト　166
Ⅶ　トクホ・天然油　169

亜麻仁《あまに》油 170／オリーブ油 172／グレープシードオイル 174／健康サララ 176／コーン油 178／ごま油 180／コメ油 182／サラダ油 184／しそ油、エゴマ油 186／なたね油、キャノーラ油 188／日清ヘルシーE 190／パーム油 192／バター 194／ひまわり油 196／紅花油、サフラワー油 198／ヘルシーコレステ 200／ヘルシーリセッタ 202／綿実《めんじつ》油 204／ラード 206

コラム3 「コレステロールゼロ」の油はすごいか？ 208

Ⅷ 油の基礎の基礎知識 209

Ⅸ 用語解説（五十音順） 217

「食べて悪い油」「食べてもよい油」とは？

食べて悪い油

トランス脂肪酸は、ＬＤＬ（悪玉）コレステロールを増やし、逆にＨＤＬ（善玉）コレステロールを減らして、動脈硬化を起こしやすくし、心臓疾患のリスクを高めることがわかっています。また、喘息やアトピー性皮膚炎などのアレルギー、認知症などとも関係があることが指摘されています。

したがって、トランス脂肪酸を多くふくむショートニング、マーガリン、あるいはそれらを使って調理または加工した食品は、「食べて悪い」という判断をしました。

ただし、最近では、トランス脂肪酸の少ないショートニングやマーガリンも開発されていて、それらをいちがいに「食べて悪い油」とはいえない面があります。そこで、ふつうの植物油と比べて、トランス脂肪酸の多いショートニングやマーガリンについて「食べて悪い油」という判断を下しました。

内閣府・食品安全委員会の調査では、ふつうの植物油(食用調合油)のトランス脂肪酸の含有量は、平均で1・4%となっています。したがって、それよりも多いショートニングやマーガリンが「食べて悪い油」となります。

次に、過酸化脂質に関してですが、油で揚げ物をした場合、高温になりますので、油の酸化が進んで有害な過酸化脂質ができてしまいます。過酸化脂質が増えないようにするためには、酸化度(酸価《さんか》)を常にチェックする、あるいは定期的に油を全量交換する必要があります。それをきちんと守っていない場合は、「食べて悪い油」という判断をしました。

菓子やインスタント食品の場合、ポテトチップスやインスタントラーメンなど、油で揚げている製品が少なくありません。それらの製品は、揚げた時点で過酸化脂質ができている可能性があり、さらに袋やカップに入れられてコンビニやスーパーなどで陳列《ちんれつ》されている間に、酸化が進んで過酸化脂質が増えることになります。そういう製品は、過酸化脂質が増えない特別な工夫をしていない限り、「食べて悪い」という判断をしました。

また、加工食品には、さまざまな食品添加物が使われています。添加物は明らかに「食品」とは別のものであり、まだ人間に対し安全性が確認されていないものがたくさんあります。したがって、安全性に問題のある添加物を多く使っている場合、その点も判断材料にしました。

食べて悪いとよいの間の油

「食べて悪い油」ともいえず、かといって「食べてもよい油」ともいえない、すなわちその中間にあると判断される油、またはそれを使って調理や加工されたものが、このなかに入ります。

食べてもよい油

食用油のなかで、α《アルファ》-リノレン酸やオレイン酸など、体にとってプラスになるような脂肪酸を多くふくんでいる油を、「食べてもよい油」と判断しました。

リノール酸の場合、過剰に摂取《せっしゅ》すると、動脈硬化などにつながる面がありますが、一方で体にとっては不可欠な脂肪酸（必須《ひっす》脂肪酸）であり、必要量はとらなければなりません。そこで、リノール酸をふくんでいる植物油でも、内容的に問題なければば、「食べてもよい油」という判断をしています。

一方、パルミチン酸などの飽和《ほうわ》脂肪酸は、必須脂肪酸ではなく、とりすぎると、動脈硬化の原因となり、心臓疾患のリスクを高めることがわかっています。したがって、飽和脂肪酸をたくさんふくむ食用油は、「食べてもよい油」からは除外しました。たとえば、バターは添加物をふくまず、いろいろな料理に使えるすぐれた油といえますが、飽和脂肪酸を多くふくんでいるので、「食べてもよい油」からは除外してあります。

また、植物油の場合、遺伝子組み換えされた作物（大豆、なたね、とうもろこし、綿実《めんじつ》など）から作られたものがあります。遺伝子組み換え作物については、それ自体の安全性や生態系への影響など、まだ不明な点が多いため、これらを原料に作られた油は、「食べてもよい油」からは除外しました。

なお、本書では、ファーストフード店やコンビニ店など各店の油の中身やその取り扱い状況、また原材料の原産国について述べていますが、それらは２００９年４月～10月に問い合わせてわかった内容です。

【原産国略号】

米＝アメリカ
アラ＝アラスカ
アル＝アルゼンチン
E＝EU
英＝イギリス
イス＝イスラエル
伊＝イタリア
印＝インド
イン＝インドネシア
エチ＝エチオピア
豪＝オーストラリア
蘭＝オランダ
ガー＝ガーナ
加＝カナダ
韓＝韓国
キュ＝キューバ
ギリ＝ギリシャ
グア＝グアテマラ
ジャ＝ジャマイカ
スー＝スーダン
西＝スペイン
泰＝タイ
台＝台湾
タン＝タンザニア

中＝中国
チリ＝チリ
デン＝デンマーク
独＝ドイツ
トル＝トルコ
ナイ＝ナイジェリア
日＝日本
新＝ニュージーランド
パキ＝パキスタン
ハン＝ハンガリー
フィ＝フィリピン
ブ＝ブラジル
仏＝フランス
ブル＝ブルガリア
ブルキ＝ブルキナファソ
ベト＝ベトナム
ペル＝ペルー
ポー＝ポーランド
ボリ＝ボリビア
ポル＝ポルトガル
マダ＝マダガスカル
マレ＝マレーシア
南ア＝南アフリカ共和国
ミ＝ミャンマー
メキ＝メキシコ
モロ＝モロッコ
ロ＝ロシア

【凡例】

＊Ⅰ～Ⅶ章は油脂を使った食品名・商品名を取り上げ、各章五十音順に解説のうえ、末尾に食品・商品のデータ（使用油、原材料名、原産国、脂質、エネルギー）を記しました。

＊Ⅷ章は油脂に関する基礎知識、Ⅸ章は本文解説に出てくる油脂に関する用語を解説しました。

＊本書に出てくる**危険度マーク**は次のとおりです。

＝食べて悪い油

＝食べて悪いとよいの間の油

＝食べてもよい油

食べて悪い油　食べてもよい油

衝撃!! エコナ問題――トクホの優等生「エコナ」が販売停止に

「なんのためにわざわざ高い油を使っていたんだ！」――「エコナ クッキングオイル」の利用者からは、こんな怒りの声が聞こえてきそうです。

２００９年９月16日、発売元の花王が突然、この製品には、体内で発がん性物質になる可能性のある物質がふくまれていたため、出荷を停止すると発表し、スーパーなどに販売自粛《じしゅく》を要請しました。

「エコナ クッキングオイル」は、「エコナ ドレッシングソース」「エコナ マヨネーズタイプ」「花王ヘルスラボ ドッグフード」など11種類の商品にも使われていたため、出荷停止になった商品は全部で59品目にもおよびました。また、はごろもフーズでは、「エコナ クッキングオイル」を使用した「エコナ シーチキンL」など４種類の出荷を停止すると発表しました。

実はエコナは、花王が出荷停止を決める以前から、その安全性が危ぶまれていたのです。

このオイルは、厚生労働省が許可したトクホ（特定保健用食品）です。そのため、ボトルには「体に脂肪《しぼう》がつきにくい」と大きく表示され、裏には「この油は、ジアシルグリセロールを主成分としているので、他の食用油と比較して、食後の血中中性脂肪《ちゅうせいしぼう》が上昇しにくく、しかも体に脂肪がつきにくいのが特長です」とあります。ちなみに「ジアシルグリセロール」は、大豆やなたねから作られています。

ところが、このジアシルグリセロールが以前から問題になっていたのです。厚生労働科学特別研究において、がんになりやすいように遺伝子操作したラット（実験用白ネズミ）を使った実験で、ジアシルグリセロールがオスの舌《した》に発がん促進作用を示すことがわかったからです。

そのため、厚生労働省は、２００５年９月、内閣府・食品安全委員会に「高濃度にジアシルグリセロール（ＤＡＧ）を含む食品の食品健康影響評価」を依頼しており、安全性について検討がおこなわれている途中でした。

ただし、エコナが出荷停止になったのは、ジアシルグリセロールが原因ではありません。それとは別の「グリシドール脂肪酸エステル」という物質がふくまれていたためなのです。これが、体内で分解されると、発がん性のあるグリシドールになる可能性があるのです。

実はグリシドール脂肪酸エステルは、ジアシルグリセロールを脱臭《だっしゅう》する工程で、副産物として発生してしまったものなのです。

大豆やなたねに本来ふくまれている脂肪は、「トリアシルグリセロール」というものです。これがいわゆるふつうの脂肪で、体のなかで分解・吸収され、再び合成されて中性脂肪となります。

花王では、トリアシルグリセロールを改変して、ジアシルグリセロールにし、それを80％ふくむエコナを売り出しました。ジアシルグリセロールは、体内で分解・吸収されても、中性脂肪になりにくいという特徴があります。そのため、「体に脂肪がつきにくい」トクホとして認められたのです。

しかし、この「改変」に大きな落とし穴があったのです。自然の状態であるトリアシルグリセロールを、人工的にジアシルグリセロールに変化させたため、それが脱臭の工程で、知らないうちにグリシドール脂肪酸エステルという〝厄介《やっかい》者〟に変わってしまっていたのです。これがわかったのは、２００９年６月のことです。

花王によると、グリシドール脂肪酸エステルは、パーム油などの植物油にも微量ふくまれているといいます。しかし、エコナにふくまれる量は、一般食用油の10～１８２倍ときわめて多く、それだけ危険性も高いということです。

トクホの許認可については、その権限を厚生労働省から譲り受けた消費者庁（２

００９年９月発足《ほっそく》）が担当していますが、そこを監視する消費者委員会（内閣府内の独立組織）が、「『エコナ』をトクホから外すべき」という意見を提出しました。

それに驚いた花王では、トクホの表示許可を返上する失効届を消費者庁に提出しました。１９９１年にトクホの制度がはじまって以来、初めてのことです。これで「エコナ クッキングオイル」の再販売は、将来的にも困難となりました。

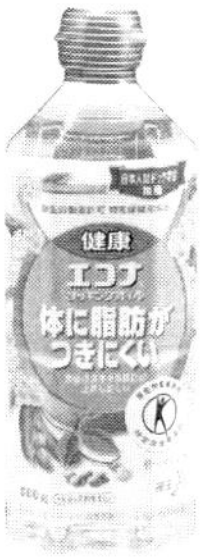

▶使用油　植物性加工油脂（大豆・なたね由来）▶原材料名　植物性加工油脂、グリセリンエステル、酸化防止剤（ビタミンE、ビタミンC）、（原材料の一部に大豆を含む）▶原産国　大豆＝米・ブ、なたね＝豪・加▶脂質　100g（100gあたり）▶エネルギー　900kcal（100gあたり）

Ⅰ　ファースト（ファスト）フード

ウェンディーズ（チキンサンド）

「ショートニングおよび各製品にふくまれるトランス脂肪酸《しぼうさん》の含有量については、自社で計測方法を開発中であり、わかっていない」

２００６年夏に日本ウェンディーズを取材した際には、こんな答えが返ってきました。フライドポテトやチキンナゲット、ハンバーガーのカツなどを揚げる油には、植物油から作ったショートニングを使っているとのことでした。

この当時、すでに日本ケンタッキー・フライド・チキンやミスタードーナツでは、揚げ油や各種製品にふくまれるトランス脂肪酸の量を把握《はあく》していましたので、営業規模が小さいとはいえ、「ウェンディーズは、対応が遅れているな」という印象を受けました。

ただし、アメリカにある本家のウェンディーズ・インターナショナルでは、２００６年６月にトランス脂肪酸の大幅削減を発表していました。その後、日本ウェンディーズでも、揚げ油を変えたり、それにふくまれるトランス脂肪酸の量を調べたりという、対策をおこなっているようです。

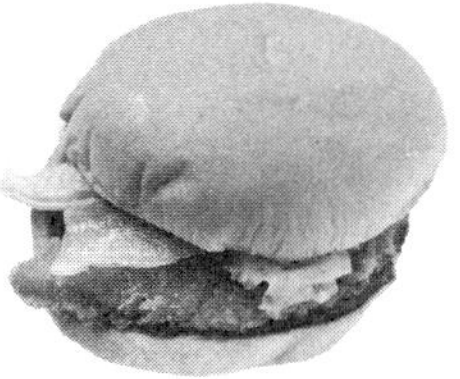

▶使用油　ショートニング(パーム油、牛脂)▶原材料名　鶏肉、小麦、野菜▶原産国　鶏肉＝泰、小麦＝米・豪、野菜＝日▶脂質　18g▶エネルギー　428kcal

現在、揚げ油には「パーム油と牛脂《ぎゅうし》に水素を添加して(結合させて)作ったショートニングを使っている」といいます。そのためトランス脂肪酸がふくまれています。気になるトランス脂肪酸の量については、「(揚げ油)100g中3・1gを含有している」といいます。

一般にショートニングには、平均で約14％のトランス脂肪酸がふくまれているので、それよりはだいぶ少ないといえます。ただし、一般の植物油にふくまれるトランス脂肪酸は平均で1・4％なので、それよりは多いことになります。

また、揚げ油の交換については、「毎日酸化度をチェックし、酸価《さんか》が2・5(厚生労働省の基準値)を超えた段階で、全量交換を実施しています」といっています。

クリスピー・クリーム・ドーナツ（オリジナル・グレーズド）

「作りたてのドーナツを持って帰れるのがいい」と人気のあるクリスピー・クリーム・ドーナツ。店舗数が少ないこともあってか、買い求める人が常に行列をつくっているようです。

メニューは、代表的なオリジナル・グレーズドをはじめ、チョコレート・グレーズドやグレーズド・クルーラーなど全部で14種類。ミスタードーナツに比べると、だいぶ少ない印象を受けます。製造は、機械による一環生産で、作っているところを見ることができ、それも人気の秘密のようです。その工程は、混合・成型、発酵《はっこう》、クッキング、フリッピング、グレージング、冷却・箱詰めとなっています。

クッキングでは、発酵して膨《ふく》らんだドーナツ生地を、植物性ショートニングで揚げています。これは、植物油に水素を添加して作った硬化油《こうかゆ》（固体状の油）のことで、いわゆるショートニングです。

ショートニングは、「パーム油（ヤシ油）と大豆油の混合油」から作られているといいます。揚げ油にふくまれるトランス脂肪酸については、「2％以下の低トラ

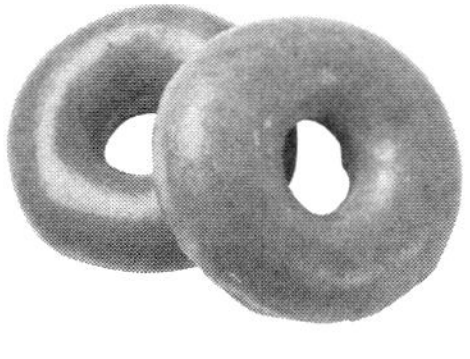

▶使用油　ショートニング（パーム油、大豆油）▶原材料名　小麦、砂糖、卵、油▶原産国　すべて米▶脂質　11.7g▶エネルギー　220kcal

ンス脂肪酸となっております。もちろん、調査を実施した数値です」とのこと。

ふつうのショートニングには、トランス脂肪酸が平均14％程度ふくまれていますので、それに比べるとだいぶ少ない製品を使っているといえます。しかし、ふつうの植物油は平均1・4％ですので、残念ながらそれよりは多いことになります。

揚げ油の酸化については、「店舗ごとに毎朝チェックしております。また、週1回採取し、外部機関にて調査をおこなっております」といいます。また、「油は、酸化チェックの数値に応じて交換しております」とのことです。

「酸化チェックの数値」について、いくつなのか問い合わせてみましたが、答えは返ってきませんでした。こうしたことも、消費者に情報公開してほしいと思います。

ケンタッキー・フライド・チキン（オリジナルチキン）

「ケンタッキーのフライドチキンのサクサク感がたまらない」と感じている人は多いでしょう。では、なぜあのようなサクサク感を出せるのでしょうか？　それは、ショートニングを揚げ油に使っているからなのです。

アメリカで、２００６年６月、ケンタッキー・フライド・チキンを運営する会社が、消費者団体に訴えられました。訴訟《そしょう》の理由は、動脈硬化《こうか》を起こして心臓病などのリスクを高めるトランス脂肪酸が、揚げ油に大量にふくまれているから、というものでした。消費者団体は、トランス脂肪酸をふくむ油の使用をやめるように要求しました。

「日本のケンタッキーの揚げ油はどうなんだろう？」――私はそう思い、さっそく同社を取材しました。その結果、驚くべき事実がわかりました。フライドチキンやフライドポテトを揚げるのに使われている油には、なんと50％ものトランス脂肪酸がふくまれていたのです。この油は、植物油（コーン油、綿実《めんじつ》油、大豆油の混合）から作ったショートニングとのことでした。

日本ケンタッキー・フライド・チキンでは、２００６年11月から、トランス脂肪酸の含有量を半分に（すなわち25％に）減らした揚げ油を使いはじめました。現在、揚げ油は「１００％植物油のショートニングを使用しており、大豆、綿実、コーン、パーム、なたね油を配合している」といいます。トランス脂肪酸は減ったのか、問い合わせましたが、「トランス脂肪酸の含有量については、基準が明確でないため、案内しておりません」と回答拒否。

また、揚げ油の交換については、「使用回数、時間により、酸化度の確認をおこなう管理のもとに、交換をおこない、交換時には当該機器の全量を交換しております」とのことで、どの程度の酸化度で交換するのかにも無回答でした。

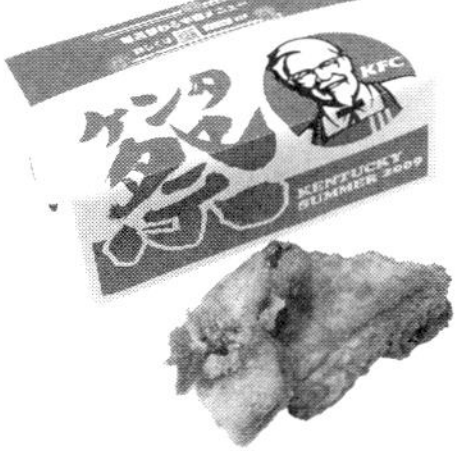

▶使用油　ショートニング（大豆油、綿実油、コーン油、パーム油、なたね油）▶原材料名　鶏肉、小麦粉、食塩、植物油脂、香辛料、乳糖、脱脂粉乳、卵白、調味料（アミノ酸）、着色料（パプリカ、ビタミンB2）▶原産国　鶏肉＝日▶脂質　14.7g（可食部87gあたり）▶エネルギー　237kcal（可食部87gあたり）

ドムドムハンバーガー（ドムチキンナゲット）

揚げ油を使った製品は、ポテトフライ、ドムチキン、ドムチキンナゲット、オニオンリング、フィッシュバーガー、エビカツバーガーなどです。

ドムドムハンバーガーによると、揚げ油には「パームとなたね主体のショートニングを使用している」といいます。

トランス脂肪酸の含有量は、「製品中（15kg缶）1・9％」とのことです。ふつうのショートニングには、トランス脂肪酸が平均14％程度ふくまれるので、それに比べるとかなり少ないといえます。

ただし、植物油の平均1・4％程度よりは多いことになります。

製品にふくまれるトランス脂肪酸については、「計測しておりません」とのこと。揚げ油中のトランス脂肪酸の量が少ないので、製品を調べていないのかもしれませんが、できれば調べてもらいたいものです。

揚げ油の交換については、「ショートニングモニター（油の酸化を計測する試験紙）を使用して、弊社基準にて定期的に検査しています。酸価を基準に劣化《れっか》確認と交換をおこなっている」といいます。

また、「ショートニングモニターでのチェックをもとに、全量交換を実施しています。ただし、営業中にショートニングモニターチェック時、基準値（社内基準の酸価＝3・0）に達した場合、油を足して基準内になったことを確認後、営業終了後に全量交換する場合もあります」とのこと。

厚生労働省の弁当及びそうざいの衛生規範では、揚げ油は酸価が2・5を超えた場合、新しい油に交換することと定めているので、その数値を超えたら交換してほしいと思います。

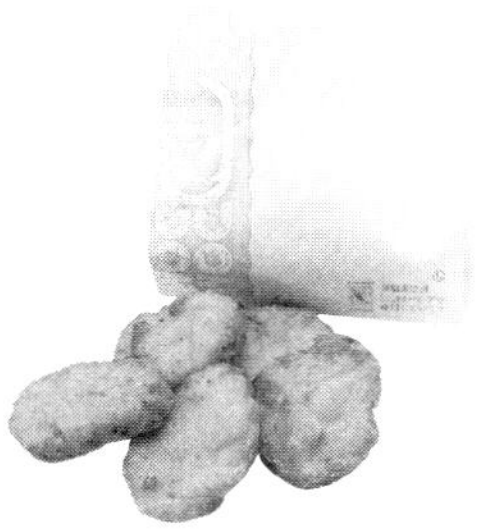

▶使用油　ショートニング（パーム油、なたね油）▶原材料名　鶏肉、小麦粉、コーンフラワー、デンプン▶原産国　鶏肉＝泰、小麦粉＝米・豪、コーンフラワー＝泰、デンプン＝豪▶脂質　24.2g（6pあたり）▶エネルギー　347kcal（6pあたり）

ファーストキッチン（特撰海老かつサンド）

「ファーストキッチンのお店には入ったことがない」という人が多いかもしれません。同社は、関東、中部、関西に店舗を展開していますが、実際は東京と神奈川にお店が集中しているからです。揚げ物のメニューは、フレンチフライポテト、フライドチキン、フィッシュサンド、特撰海老かつサンドなどです。これらの揚げ油には、パーム油100％のショートニングが使われています。

2006年夏に同社を取材した際には、「ショートニングにふくまれるトランス脂肪酸は、おおむね3％以下。各製品にふくまれるトランス脂肪酸の量は把握《はあく》していない」とのことでした。その後、さらにトランス脂肪酸を減らす努力をしているようで、「現在は、ほぼゼロと呼べるレベル（おおむね油脂《ゆし》成分中の0・8％以下）の油脂を使用しております」といいます。

パーム油は、飽和脂肪酸《ほうわしぼうさん》のパルミチン酸が39〜46％と多いので、それほど水素を添加しなくてもショートニングが作れるようで、トランス脂肪酸の発生が少ないと考えられます。ふつうの食用油には平均で1・4％のトランス脂肪酸がふくまれるので、それよりむしろ少ないことになります。

ただし、「個別の商品ごとのトランス脂肪酸量等については、データを用意できていない」といいます。消費者としては、フライドチキンなどの製品にどの程度のトランス脂肪酸がふくまれるのか知りたいところですが、会社の規模が小さいためか、そこまでは調べていないようです。

揚げ油の交換については、「店舗ごとの販売数（使用頻度《ひんど》）等に応じ、定期的に全量交換しております」とのこと。ただし、酸価《さんか》（油の劣化《れっか》を判断する指標）や過《か》酸化《さんか》物価《ぶっか》（酸化によって生じた有害な過酸化脂質の量を表す値）の確認はおこなっていないといいます。できれば酸価のチェックもおこなってほしいものです。

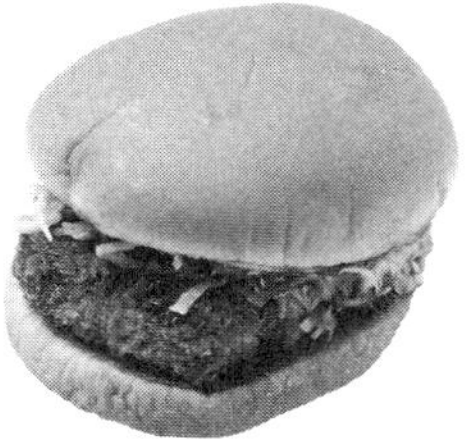

▶使用油　ショートニング（パーム油）▶原材料名　エビカツポーション（エビ）、バンズ（小麦）、キャベツ、タルタルソース、カツ用ソース▶原産国　エビカツポーション（エビ）＝泰／国内加工、バンズ（小麦）＝米・加、キャベツ＝日、タルタルソース＝日、カツ用ソース＝日▶脂質　データなし▶エネルギー　442kcal

フレッシュネスバーガー（フィッシュバーガー）

創業者は、ほっかほっか亭の創業者の一人で、そこを退社して、フレッシュネスバーガーの第一号店を１９９２年12月に、東京・渋谷にオープンしたといいます。その後、首都圏を中心に店は順調に増えていって、２０００年6月には１００店舗に達し、２００７年7月には２００店舗を数えたといいます。

メニューは、ハンバーガー、フライドポテト、チキンナゲットなど一通りそろっていて、特徴は、オーガニックコーヒーを出していること。コロンビアなどで有機栽培《さいばい》されたコーヒー豆を使っているといいます。ちょっとしたこだわりを感じます。

揚げ物は、フライドポテト、オニオンリング、チキンナゲット、フィッシュバーガー、ドーナツなどです。

フレッシュネスバーガーによると、「フライオイルは、１００％植物性のもので、パームオレイン油となたね油と大豆油を使っている。ショートニングは使っていない」といいます。パームオレイン油とは、オレイン酸を多くふくむパーム油のことです。

トランス脂肪酸については、「植物油にもトランス脂肪酸がごく微量入っていますが、ごく微量なので健康に害はないといわれています」。

揚げ油の交換については、「1週間に2回から3回は必ず交換しています。全量交換です。もちろんフライヤーのなかも洗浄しています」とのこと。

「油の酸化度はチェックしていませんが、なるべく早めに交換することで、対応するという形になっています」

しかし、揚げ物のメニューがけっこうあるので、やはりきちんと酸価を定期的にチェックするようにすべきでしょう。そして、その値にもとづいて、油の交換をおこなうべきでしょう。

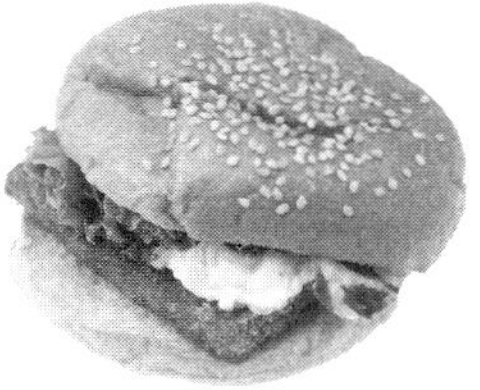

▶使用油　パームオレイン油、なたね油、大豆油▶原材料名　小麦粉、白身魚（ホキ）、生野菜（玉ねぎ、トレビス）▶原産国　小麦粉＝米・加・豪、ホキ＝新、玉ねぎ＝日、トレビス＝米▶脂質　21.3g（1食あたり）▶エネルギー　414kcal（1食あたり）

マクドナルド（チキンマックナゲット）

「マクドナルドの『プレミアムローストコーヒー』は安くておいしい」という声をよく聞きます。私も同感で、このコーヒーはときどき飲んでいます。カップも紙製ですし、なにしろ120円と安いので。

ただ、店内に座ってまわりを見ていると、子供たちがよく食べているのは、フライドポテトやチキンナゲットなどの揚げ物です。その光景を見ていると、「そんなに油をとって大丈夫なのかな？」という疑問がわいてきます。

マクドナルドの揚げ油には、ショートニングが使われています。2006年の夏に、『週刊金曜日』という雑誌にトランス脂肪酸の記事を執筆した際に、日本マクドナルドを取材しました。そのときには、「ショートニングは牛脂《ぎゅうし》と植物油の混合で、8割が牛脂で2割が植物油」ということでした。また、「ショートニング中のトランス脂肪酸の割合のデータは持っていない」との答えでした。

いまも「使用しているショートニングは牛脂とパーム油のブレンド」だといいます。揚げ油やチキンナゲット、フライドポテトなどの製品にどのくらいトランス脂肪酸がふくまれているかについては、教えてもらえませんでした。

「日本では欧米と比較して食生活のなかで脂肪の摂取量が少ないことから、トランス脂肪酸の摂取による健康への影響は小さいと考えられています」とのこと。しかし、トランス脂肪酸は、細胞《さいぼう》の細胞膜《まく》を脆《もろ》い状態にしてしまうという指摘もあるので、そうなると少なくても体全体に影響がおよぶかもしれません。

揚げ油の交換については、「フライヤーの油は必ず日に1度濾過《ろか》をし、チェックをおこなったうえで、基準により必要と判断した場合は、そのつど油の交換を実施しています」といいます。しかし、その基準については回答がありませんでした。もっと消費者に情報を公開すべきでしょう。

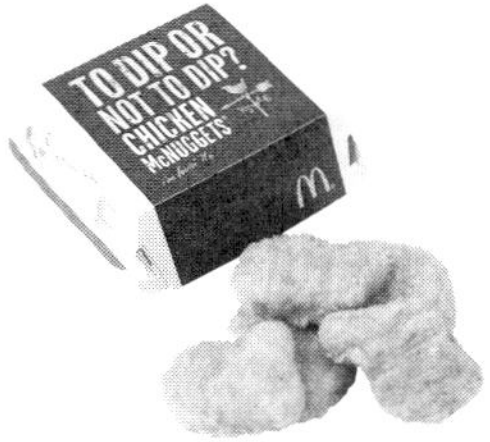

▶使用油　ショートニング(牛脂、パーム油)▶原材料名　鶏肉、小麦粉、コーンフラワー、食塩、でん粉、乳清、セロリ、香辛料、植物油脂、米粉、リン酸、膨張剤▶原産国　鶏肉＝泰・中、牛脂＝日▶脂質　19.6g(100gあたり)▶エネルギー　289kcal(100gあたり)

ミスタードーナツ（フレンチクルーラー）

ミスタードーナツの揚げ油は、コーン油とパーム油から作られたショートニングです。また、ドーナツ生地にもショートニングが使われています。

ショートニングは、水分をほとんどふくまない純粋な脂肪で、常温で固体のため、ドーナツを揚げた際にベタベタ感がなく、サクサクした食感を出すことができます。生地にふくまれたショートニングもさらにサクサク感を増加させます。

しかし、ショートニングは、植物油に水素添加をして作るため、トランス脂肪酸ができてしまうという欠点があります。２００６年夏にミスタードーナツを取材した際には、揚げ油には、コーン油、パーム油、なたね油から作ったショートニングを使っていて、「ショートニングにはトランス脂肪酸が26・8％ふくまれる」、また、「商品の吸油率が異なるので、差があるが、ドーナツ1個（50g前後）あたりのトランス脂肪酸の量は、平均2g程度」とのことでした。

その後、同社では揚げ油などを改良して、トランス脂肪酸の含有量を減らしたようで、テレビＣＭでそのことをさかんに宣伝しました。そして「ドーナツ1個あたり平均1〜1・5gふくまれていたトランス脂肪酸を、平均約0・25gまで低減させることに成功」（同社ホームページ）したといいます。

ショートニングの場合も、空気中の酸素によって酸化が起こり、有害な過酸化脂質ができることがあります。ミスタードーナツでは、「油の酸価値は各ショップで毎日チェックし、自主基準の酸価値4以上で油を全量交換しています」といいます。

しかし、ふつう酸価（酸価値）が3を超えると、異臭《いしゅう》がして、人によっては嘔吐《おうと》や下痢《げり》をもよおすといわれています。これまで、ミスタードーナツの店舗でドーナツを食べた際、胃への刺激感やもたれを感じましたが、やはり油の酸化が原因のようです。

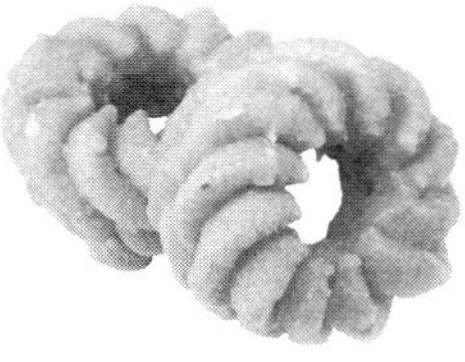

▶使用油　ショートニング（コーン油、パーム油）▶原材料名　鶏卵、澱粉、砂糖、食用精製加工油脂、植物油脂、コーンフラワー、デキストリン、乾燥全卵、食塩、小麦ファイバー、はちみつ、ブドウ糖、ゼラチン、【食品添加物】乳化剤、ベーキングパウダー、pH調整剤、カゼインナトリウム、香料、安定剤（増粘多糖類）、ビタミンE、クエン酸▶原産国　小麦粉＝米・加・豪・日、フライ用油＝マレ・米、卵＝日、バニラシード＝マダ▶脂質　10.1g▶エネルギー　158kcal

モスバーガー（モスバーガー）

「モスバーガーの製品はおいしいし、安心して食べられる」と感じている人が少なくないと思います。私もそう思っていて、ときどきモスバーガーやテリヤキチキンバーガーを食べています。無添加というわけにはいかないようですが、食べたあとに添加物のいやな味が口に残ることはそれほどありません。

以前、各ハンバーガー企業を取材したことがあるのですが、モスバーガーの対応がいちばんまじめで、食材の品質管理もきちんとしているという印象を受けました。ただし、値段はどうしてもマクドナルドなどに比べると、割高という感じです。

モスバーガーでは、揚げ油にはなたね油とパーム油を使っていて、「ショートニングは使用していない」といいます。また、トランス脂肪酸については、「トランス脂肪酸は原材料として使用はしておりませんが、油を精製する際に微量ですが、発生することがあります」と答えています。

トランス脂肪酸は、通常の植物油を製造する工程で微量発生することがあります。そのため、市販の植物油にも平均１・４％程度のトランス脂肪酸がふくまれています。ショートニングの場合、平均14%程度のトランス脂肪酸がふくまれています。

モスバーガーなどの製品にふくまれるトランス脂肪酸については、「調べていない」とのこと。ショートニングを使っていないので、しかたがないでしょう。

また、揚げ油の交換については、「油の使用頻度が店舗によって違うため、店舗によって交換ペースは違います。2～3日を目安にしている店舗が多いのですが、交換ペースは各店舗の責任者の判断に任されています」。「油交換は全量交換」とのことですが、酸価は、チェックしていないといいます。

油の交換は現場の責任者に任されているようですが、やはり酸価をきちんとチェックして、それにもとづいて交換したほうがよいでしょう。

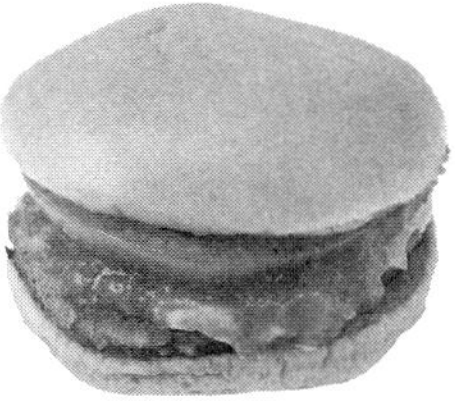

▶使用油　なたね油、パーム油▶原材料名　小麦、牛肉、豚肉、トマト、オニオン、マヨネーズ、マスタード▶原産国　小麦＝米・加・豪、牛肉＝豪・新、豚肉＝米・チリ、トマト＝日、オニオン＝日、オニオン（ミートソース）＝日・新・米、牛肉（ミートソース）＝豪・新、トマト（ミートソース）＝トル・イス▶脂質　19.2g▶エネルギー　203.9kcal

ロッテリア（フレンチフライポテト）

ロッテリアといえば、マクドナルドと並ぶファーストフードの老舗《しにせ》なのですが、いまは店舗数も多くなく、テレビＣＭもほとんど見かけません。

ハンバーガーやフライドポテトなど一通りそろっていますが、あまり特徴がないのです。値段も、マクドナルドのように安いわけではありません。以前は、ミルクシェーキの種類がいろいろありましたが、いまはそれほどありません。糖分が多く、お腹も冷えるので、消費者の健康志向にマッチしていないということでしょうか。

揚げ物は、フレンチフライポテト、スナックチキン、ディップナゲット、エビバーガーなどです。揚げ油には、「植物性のパーム油を使用しており、トランス型を生じさせる水素添加をおこなった油ではない」といいます。

トランス脂肪酸は、植物油に水素添加（不飽和脂肪酸に水素を結合させて、飽和脂肪酸をふやすこと）という処理をおこなって硬化油《こうかゆ》（固体状の油）を作るときに、多量に発生します。ふつう植物油の脂肪酸は「シス型」というタイプですが、水素を結合させると、「トランス型」が多数できてしまいます。これが、いわゆるトランス脂肪酸です。

しかし、「トランス型脂肪酸は、植物性の油を精製する過程でもわずかに発生するともいわれていますので、含有量はゼロではありませんが微量です」といいます。植物油を精製する過程では、ヘキサンという化学溶剤《ようざい》を使ったり、加熱したりします。その工程でわずかながらトランス脂肪酸ができてしまうのです。植物油にも平均1・4％程度のトランス脂肪酸がふくまれています。

揚げ油の酸化については、「試験紙を使って店舗ごとに毎日劣化《れっか》度をチェックし、その基準でオイル交換を判定しています」とのこと。厚生労働省の衛生規範にある酸価2・5以下を守ってもらいたいものです。

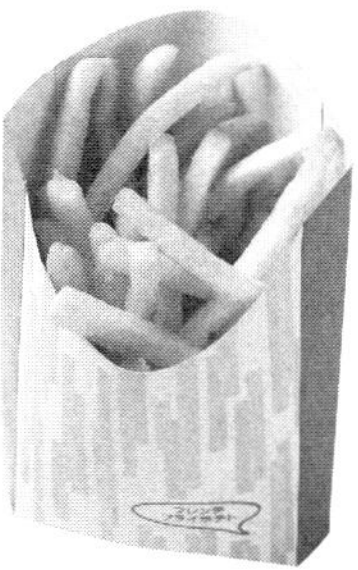

▶使用油　パーム油、大豆油▶原材料名　じゃがいも、大豆油（プリフライ用）▶原産国　じゃがいも＝ロッキー山脈麓カナダ北西部国境付近▶脂質　12.3g（Mサイズ1食あたり）▶エネルギー　263kcal（Mサイズ1食あたり）

コラム1 「植物性ショートニング」って何？

「植物性ショートニング」「100％植物油のショートニング」などという表示をよく見かけます。なんとなく普通のショートニングより体によさそうな印象を受ける人もいると思いますが、実はこれらに違いはないのです。

本文でも説明しているように、ショートニングはふつう植物油から作られています。大豆油やコーン油など液体の植物油に、「水素添加」という加工をほどこして、固体のショートニングができるのです。そして、その際に有害な「トランス脂肪酸」が発生することになります。

つまり、植物油に水素を添加して作られるものがショートニングなのであり、「植物性ショートニング」も「100％植物油のショートニング」も、単なる「ショートニング」と同じなのです。これは「植物性」のほうが「動物性」より体にヘルシーだ、というイメージを利用した表示です。

「植物性マーガリン」など「植物性」を強調した表示も、これと同じ効果を狙《ねら》ったものです。

Ⅱ　外食チェーン

あじさい茶屋（天ぷらそば）

「JRの駅のなかにある立ち食いそばなので、便利」と利用している人が多いと思います。しかし、残念なことに、あじさい茶屋は、富士そば（62ページ）や小諸そば（50ページ）のように、生そばを店内で茹《ゆ》でて出すというやり方ではありません。工場で製造された茹でそばを湯通しして温め、どんぶりに入れてつゆをかけて出すというものです。

ただし、立ち食いそばは、ほとんどの店がこのやり方です。むしろ、富士そばや小諸そばのようなお店のほうが珍しいのです。

あじさい茶屋では、天ぷらそばに使われるかき揚げや海老天などは、一部の店舗を除いて、工場で揚げたものが使われています。そのため、カラッとしていません。

揚げ油は、「サラダ油またはなたね・パーム混合油を使用している」といいます。油の交換については、「製造工場では1日3回酸化度チェックをおこない、基準（酸化度2・5）を超えないように管理をおこなっています。大規模店舗では、週に2〜3回程度交換、小規模店舗では、週に1回程度交換しております」とのことで、「原則として全量交換を基本としております」といいます。

厚生労働省の弁当・そうざいの衛生規範では、揚げ油は酸価《さんか》（酸化度）が2・5を超えた場合、新しい油に交換することを決めています。製造工場では、この規範にしたがっているようです。

しかし、2・5を超えないように油をつぎ足しつぎ足ししていると、古い油がずっと残ることが考えられ、酸化によってできた有害な過酸化《かさんか》脂質《ししつ》もずっと残る可能性があります。

なお、天ぷらそばに使われるかき揚げは、「中国の弊社協力工場の加工製品」とのこと。中国で調理されてから、日本に運ばれる間に酸化することが心配されます。

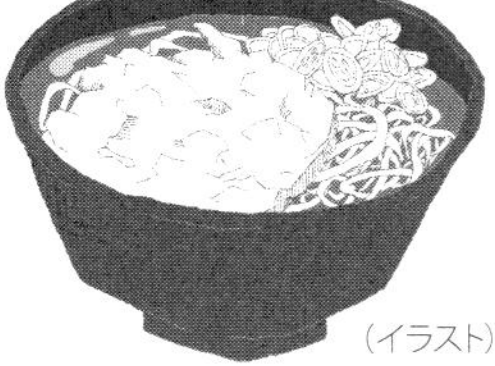
（イラスト）

▶使用油　サラダ油、なたね・パーム混合油▶原材料名　そば粉、小麦粉、揚げ油、かき揚げ▶原産国　そば粉＝中、小麦粉＝中、揚げ油＝中、かき揚げ＝中▶脂質　無回答▶エネルギー　無回答

王将（餃子）

「王将の餃子《ぎょうざ》は安くて、おいしい」と人気があるようです。餃子6個で231円ですから、たしかに安いといえます。

私も試しに千葉県成田《なりた》市にあるお店に入って餃子を食べてみましたが、皮の薄い餃子がこんがり焼けていて、食べるとパリッとして、中の具の肉と野菜のバランスや味もよく、人気があるのも「なるほど」という感じでした。

ほかに酢豚を食べましたが、豚肉を揚げている油もさっぱりしていて、食べたあとに胃がもたれるということはありませんでした。ただ、かなり甘味なので、「ちょっと酢豚としてはどうかな？」と感じました。しかし、味付けは好みの問題なので、どうこういってもしかたがないかもしれません。

王将では、「フライヤーの油、炒《いた》め物に使用する油、および餃子の焼き油は植物油を使用している」といいます。多少用途によって使う油が違うのかもしれませんが、なたね油や大豆油などを使っているのでしょう。

揚げ油の酸化が気になるところですが、「フライヤーの油は酸価や過《か》酸化《さんか》物価《ぶつか》

（酸化によって生じた有害な過酸化脂質の量を表す値《あたい》）の計測はしておりませんが、毎日営業開始前に新しい油の入れ替えをおこなっています」といいます。

酢豚に入っている揚げた豚肉を食べたとき、とてもさっぱりした油に感じたのは、新しい油を使っているからなのかもしれません。

それから、「炒め油、餃子の焼き油も同様に新しい油を使用しています」とのことで、油をたくさん使う中華料理だけに、油の管理は厳しくおこなっているようです。

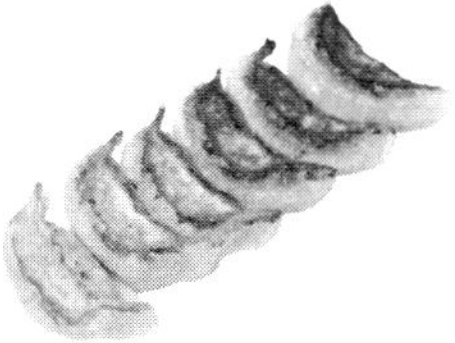

▶使用油　植物油▶原材料名　豚肉、キャベツ、キザミニラ、ガーリックフレーク▶原産国　豚肉＝日、キャベツ＝日、キザミニラ＝日、ガーリックフレーク＝中▶脂質　無回答▶エネルギー　無回答

小諸そば（かき揚げそば）

この店は、立ち食いそばとは思えないほど質のいい生そばを使っています。店内で生そばを茹《ゆ》でであげてくれるので、本来のそばの味がします。つゆもほとんど添加物は入っていないようで、食べたあとに化学調味料などのいやな味が口に残ることはありません。

20代の後半に東京・新橋にある小さな新聞社に勤めていたのですが、その近くに小諸そばのお店があって、一度入って気に入り、お昼や会社帰りによく行くようになりました。店舗は中央区、千代田区、港区が中心です。

天ぷらそばや天丼に使われる天ぷらは、店内で揚げているので、ほぼ揚げたてのものが食べられます。立ち食いそばの天ぷらは、ふつう工場で作られるものが多く、かき揚げは丸い型を使って揚げられたものが多いのですが、ここのは本来のかき揚げの形をしています。ただ、質のよい材料を使っているためか、やや量が少ないという難がありますが、それはしかたがないのかもしれません。

小諸そばでは、天ぷらの揚げ油には、「大手メーカーの大豆・なたね混合油を使っている」といいます。そして、油の交換は、「週に1回、全交換を基準にしております」とのこと。

また、酸価のチェックについては、「弊社品質管理室が全店をスケジュール化し、ショートニングモニターで定期的に酸化度をチェックしている」といいます。

全交換はよいと思うのですが、週1回の交換ということは、油を7日間使いつづけるケースもあるということですから、その間に油が酸化して過酸化脂質《かさんかししつ》（脂肪が酸化してできた有害物質）が多くできていないのか、気になるところです。天ぷらの油がやや重く感じられ、食べたあと、少し胃もたれとゲップがするのは、こうしたことが影響しているのかもしれません。

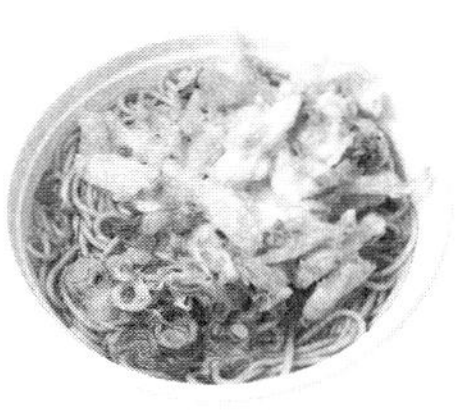

▶使用油　大豆油、なたね油▶原材料名　そば粉、小麦粉、にんじん、たまねぎ、桜海老、春菊、げそ▶原産国　無回答▶脂質 8.1g▶エネルギー　564kcal

さぼてん（三元麦豚ロースかつ弁当）

10年ほど前に、千葉県内にある「さぼてん」のお店で、ロースかつ定食を食べたことがあります。しかし、食べたあとに胃がもたれて、しばらく気持ちの悪い状態がつづきました。おそらく揚げ油をとりかえずに何回も使っているので、有害な過酸化脂質ができているのだろうと思いました。それ以来、さぼてんのお店に入ったことはありません。

さぼてんでは、揚げ油には、「リノール酸とオレイン酸をバランスよくふくんだパームオレイン油に香りのよいコーン油をあわせた植物油100％のものを使用している」といいます。ショートニングは使っていないとのこと。

また、「ほとんどの店舗では、油の交換時期については『油の酸化度』を測定し、その値がＡＶ値（酸化度＝酸価）2・5以上になった時点で、全量新しい油に交換しております。この酸化度については、東京都が推薦する値《あたい》を使用しております」。

また、「もう一つの交換方式は、実験店舗で油の濾過《ろか》機を使用しておりますが、基本は酸化度をチェックし、指定値を超えた場合は全量交換しております。ただし、濾過機使用の場合は使用によって油が減量しますので、油の追加はしております」ともいっています。

　ふつうＡＶ値が３・０以上になると、異臭《いしゅう》がして、それを食べた場合に嘔吐《おうと》や下《げ》痢《り》などをもよおすことがあるといいます。厚生労働省の弁当・そうざいの衛生規範によると、揚げ油の酸価が２・５を超えた場合、新油に交換しなければならないとされています。

　さぼてんでは、この衛生規範を守っているということなのでしょう。それにしても、なぜ、私が食べたとき、胃もたれを起こしたのでしょうか？　その当時は、酸価のチェックがきちんとおこなわれていなかったのかもしれません。

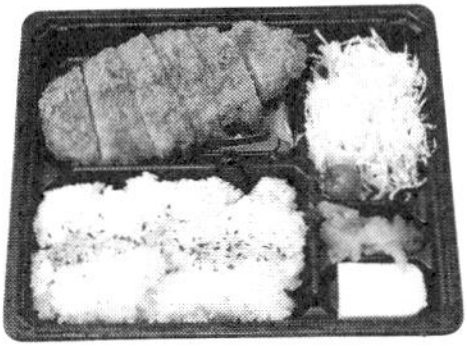

▶使用油　パームオレイン油、コーン油▶原材料名　豚肉ロース、コメ、卵焼き、漬物、ふりかけ、ごま、トマト、からし、ソース▶原産国　豚肉ロース＝メキ、コメ＝日、卵焼き＝日、漬物＝日、ふりかけ＝日、ごま＝中・ミ、トマト＝日、からし（原材料）＝加・米・日・印、ソース＝日▶脂質　47g▶エネルギー　1011kcal(ソース・からし含まず）

ちりめん亭（餃子）

あるテレビドラマで、父親が子供を連れてラーメン屋に入り、「ここのラーメンはおいしいんだ」というシーンがありましたが、その店がちりめん亭でした。この父親のいうとおり、ここのラーメンは私もおいしいと思います。出かけたときに、ちりめん亭の看板を見つけると、それほどお腹が空いていないときでも、ついお店に入ってしまいます。

めんは、名前のとおり「細いちりめん」で、保存料を使わず冷凍《れいとう》保存し、それを解凍して使っています。ですから、安心できるし、雑味もなく、めん本来のスッキリした味と歯ごたえがあります。

また、スープが絶妙です。定番の中華そばは、透き通った醤油《しょうゆ》味で、さっぱりしているけどコクがあるという、優れもののスープ。つい全部飲んでしまいたくなります。

ただし、経営的には苦戦しているようで、お店がどんどん増えるという感じではありません。中華そばが５００円と、ラーメンチェーン店にしては高く、めんの量も多くはないので、そのあたりが敬遠されてしまうのでしょうか。きちんとした商品を提供すると、どうしてもコストがかかって、こうなってしまうのかもしれません。モスバーガーとやや似ているような感じがします。

油は、餃子を焼くのに使われていて、「市販のサラダ油を使っている」といいます。「餃子1人前を焼くために、5cc前後を使用します。1日20人前の販売として、100ccの油を消費することになります。したがって、1・8Lの油を購入した場合でも、18日間で使い切る計算になります」といいます。

これなら、油が酸化して問題になるということはないでしょう。また、揚げ物は調理していないので、過熱によって酸化した油を使用することはないようです。

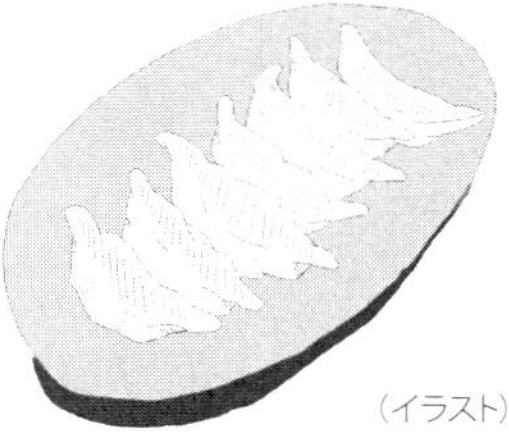

（イラスト）

▶使用油　サラダ油▶原材料名　野菜、豚肉、小麦粉▶原産国　野菜=日、豚肉=米▶脂質17.8g（1食=7個あたり）▶エネルギー　264kcal（1食=7個あたり）

てんや（天丼弁当）

「値段が安いし、けっこうおいしい」――おそらく「てんや」を利用している人は、こんな理由からだと思います。定番メニューは、やはり天丼でしょう。海老やキスのほか、野菜の天ぷらがのっていて、５００円と手頃な値段です。このほか、海老天丼、天ぷら定食、うどんセットなども人気があるようです。

気になる揚げ油ですが、「大豆油６割、なたね油４割の混合油を使っている」といいます。油の酸化については、「酸化度を調べる表があって、それを使って毎日調べています」といいます。そして、「酸価２という基準を設けて、それを超えると廃油という形をとっています」とのこと。

厚生労働省の弁当・そうざいの衛生規範では、酸価が２・５を超えた場合、新油に交換することを定めています。多くの店はこれにしたがって油の交換をしているので、てんやはそれよりも厳しい基準を設けて、交換していることになります。

ただし、よく売れる店では廃油になることはないといいます。「１日に何百食と売れる店では、油を１缶とか１缶半を足しますので、酸価が上がらず、１くらいで推移しますので、廃油にすることはありません」。

一方、売り上げの少ない店では、油を足すことがなく、しだいに酸価が上がっていって、2を超えたときに廃油にするとのことです。

試しに千葉県船橋市にあるお店に入って、天丼を食べてみましたが、酸化した油のいやなにおいはほとんどなく、食べたあとも胃もたれを起こすことはありませんでした。ただし、軽いゲップは何回か出ましたが……。

「1日に何百食と売れる店では……廃油にすることはありません」とのことですが、油を常につぎ足しつぎ足ししていくというのはどうでしょうか？　古い油の過酸化脂質が残る可能性があるので、時折全量交換したほうがよいと思います。

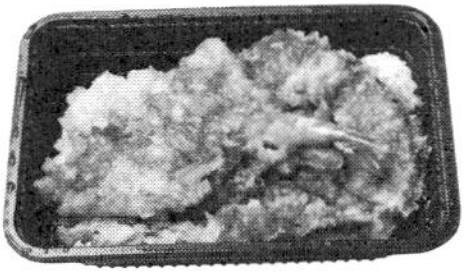

▶使用油　大豆油、なたね油▶原材料名　コメ、小麦粉、大豆油、なたね油、えび、きす、かぼちゃ、いんげん、いか▶原産国　コメ＝日、大豆油＝米、なたね油＝加、えび＝ベト・イン、きす＝豪・ベト・フィ・泰、かぼちゃ＝メキ・新、いか＝中、いんげん＝泰・中▶脂質　28.45g（並盛1食あたり）▶エネルギー　836kcal（並盛1食あたり）

なか卯（カツ丼）

「なか卯の卵はおいしい」という人は多いと思います。なか卯は卵にこだわっていて、けっこう質のよい卵を使っています。親子丼やカツ丼など卵を使ったメニューがメインですが、もちろん牛丼もあります。

揚げ物のメニューは、カツカレー、カツ丼、はいからうどん（たぬきうどん）、海老かきあげうどんなどです。

なか卯によると、「店舗の油は植物油を使用している」といいます。揚げ油の交換については、「店舗では油は定期的に交換しており、酸化度もチェックし、記録しております」とのこと。交換の際には、全量を交換しているといいます。

しかし、これではどんな油なのかわかりませんし、どの程度酸化したら交換しているのかもわかりません。

厚生労働省では、弁当及びそうざいの衛生規範で、揚げ油は酸価が2・5を超えた場合、新しい油と交換することを定めています。そこで、その点を指摘して、再度たずねてみました。

しかし、「油の配合などは企業秘密の面もございますので、ご容赦《ようしゃ》ください。油の交換頻度《ひんど》につきましては、酸化度を測っており、おおよそご指摘の酸価で交換をおこなっております」という答えでした。

ほかの牛丼店やラーメンチェーン店などは、どんな油を使っているのか、あるいは油の交換についても、酸価がどの程度になったら交換するかを答えてくれました。

なぜ、なか卯だけ教えてくれないのか、首をひねらざるをえません。

いまは、情報公開が進んでいて、企業も利用者に積極的に情報を公開しています。それをしないのは、何か知られてはまずいことがあるのかと疑ってしまいます。

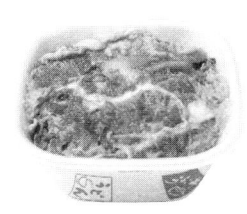

▶使用油　植物油▶原材料名　豚肉、パン粉、卵、コメ▶原産国　豚肉=チリ・デン、卵=日、パン粉=日、コメ=日▶脂質　26.5g（1食あたり）▶エネルギー　775kcal（1食あたり）

日高屋（唐揚げ定食）

街を歩いていると、ときどき「うまい中華そば」という大きな看板を見かけます。ラーメンチェーン店の日高屋の看板です。

私も、その看板にひかれてお店に入ったことがあります。ラーメン1杯390円。「安いのでどうかな？」と思いつつも、「うまい中華そば」という看板に期待して待っていました。しかし、出されたラーメンを食べてガックリ。めんはコシがなく、スープはコクがなかったからです。

この店では、ラーメンのほかに、餃子やチャーハン、肉野菜炒め定食などの炒め物、唐揚げ定食や皮付きポテトフライなどの揚げ物も、メニューになっています。これらに使っている油は、日高屋によると、「ラード」だといいます。つまり、豚の脂肪《しぼう》から作られた油です。

ラードは飽和《ほうわ》脂肪酸のパルミチン酸が多く、常温では固体です。ふつう精肉店では、ラードを加熱して溶《と》かし、コロッケやメンチなどを揚げています。揚げあがりがカリッとしていて、冷えてもそのままの状態が保たれるからです。

ただし、ラードは値段が高いので、精肉店以外ではなかなか使えないようです。ちなみに、ラードの代用品として開発されたのが、ショートニングです。ラードは、意外なことに、けっこう酸化しやすい油なのです。これは、植物油と違って、抗酸化作用のあるビタミンEをふくんでいないためです。そのため、ふつう酸化防止剤のビタミンEが添加されています。

日高屋によると「酸価値（AV値）が2・5を超えた場合は交換と規定しております。店舗に『廃油基準判定表（ショートニングモニター判定表）』を設置して確認しています」とのことです。酸価2・5は厚生労働省が定めた揚げ油交換の基準値です。

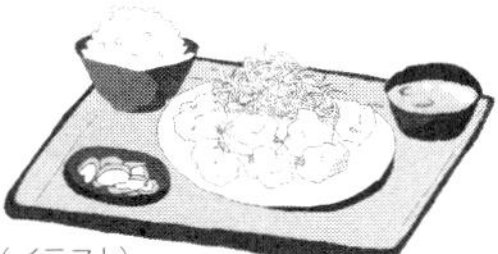

（イラスト）

▶使用油　ラード▶原材料名　鶏肉、小麦粉、野菜（キャベツ、レッドキャベツ、レタス、ニンジン）、コメ▶原産国　鶏肉=日、小麦粉=日・米、野菜=日・中、ラード=日▶脂質　無回答▶エネルギー　無回答

富士そば（コロッケそば）

「生そばをお店で茹《ゆ》でて、すぐ出してくれるのがいい」——富士そばを利用している人の多くは、おそらくこう感じているのではないでしょうか？　かくいう私もその一人です。

富士そばは、東京二十三区を中心に、千葉県、埼玉県、神奈川県にも展開しています。メインはなんといっても都心部です。とくに渋谷区と新宿区に店舗がたくさんあります。

私は、たいてい月見そばか、わかめそばを食べます。本当は、天ぷらそばやコロッケそばを食べたいのですが、それらを食べると、あとで胃もたれすることがあるので、どうしても敬遠してしまうのです。

富士そばの場合、店舗で天ぷらやコロッケなどを揚げているわけではありません。同社によると、「1カ所の工場で揚げている」といいます。ですから、そこで毎日かなり大量に揚げていることになります。

揚げ油には、「市販のキャノーラ油（なたね油）を使っている」とのこと。気になる油の交換については、「毎週揚げ油の酸価を測っていますが、値《あたい》は2・5〜3の間にあります。油は5日に1回交換しています」といいます。

厚生労働省の弁当・そうざいの衛生規範では、酸価が2・5を超えた場合、新油に交換することを定めています。つまり、「2・5〜3」という数値は、この規範を守っていないことになります。

ちなみに、酸価が3を超えると、異臭がして、それを食べると嘔吐や下痢をもよおすことがあるといいます。その点では、富士そばの揚げ油は、「微妙な状態」といえます。それで、私のように油に敏感な人間が天ぷらやコロッケを食べると、胃もたれを起こすのかもしれません。

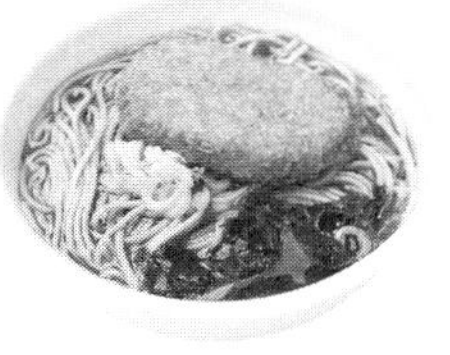

▶使用油　なたね油▶原材料名　そば粉、小麦粉、なたね油、じゃがいも、肉、パン粉▶原産国　そば粉＝中、小麦粉＝米・加・豪、なたね油＝加・豪、じゃがいも＝日(北海道)、肉＝豪・米・加、パン粉＝日▶脂質　14g▶エネルギー　435kcal

松屋（カルビ焼肉定食）

吉野家と並ぶ牛丼全国チェーンの松屋。味付けは、うすくてあっさりしている印象を受けます。

２００９年4月の中旬、久しぶりにお店に入って、牛めしを食べてみました。以前は、食べたあとに添加物の味が口に残って、どうもスッキリしなかったのですが、ＢＳＥ（牛海綿状脳症《うしかいめんじょうのう》）を機に添加物の面でも改良を加えたのか、ほとんど口にいやな感じは残りませんでした。

松屋はなんといっても牛めしが主体で、豚めしなどもありますが、揚げ物はありません。ただし、油を使った料理はいくつかあります。牛焼肉定食、カルビ焼肉定食、ハンバーグ定食、豚焼肉定食、豚生姜焼定食、豚テキ定食、ソーセージエッグ定食などです。

これらの焼肉やハンバーグには、どんな油が使われているのでしょうか？　松屋によると、「食用大豆油、食用なたね油、食用とうもろこし油の混合油で、グリドル（鉄板料理）の敷き油のみの使用」だといいます。

つまり、牛や豚の焼肉、ハンバーグ、ソーセージエッグなどのグリドルを調理する際に、これらの油で焼いているというわけです。

油の酸化については、「フライヤーがありませんので、基本的に酸化が進んだものを使用することはない」といいます。

また、「ボトルの油脂《ゆし》は、直射日光や高温を避けるように管理しております」とのことです。

ただし、ボトルの栓を開けると油が空気に触れることになり、長期間保管しておくと、徐々に酸化が進んでいくので、その点は注意してもらいたいと思います。

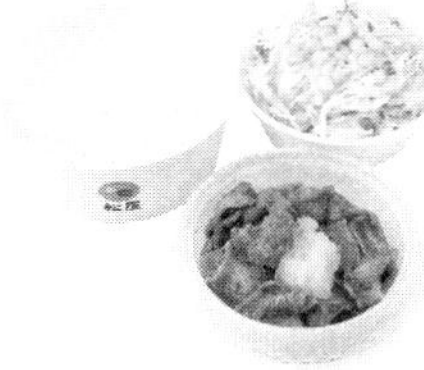

▶使用油　大豆油、なたね油、コーン油▶原材料名　カルビ肉、生野菜、コーン、コメ▶原産国　カルビ肉=米・加、生野菜=日、コーン=米、コメ=日▶脂質　51.7g（1食あたり）▶エネルギー　1024kcal（1食あたり）

吉野家（豚生姜焼定食）

「吉野家の牛丼が、食べたくて食べたくてしかたがない」という人がけっこう多いようです。アメリカのＢＳＥ（牛海綿状脳症）騒動で、吉野家が牛丼の販売を中止したときの利用者の反応をテレビニュースで見て、つくづくそう思いました。

しかし、私は、もう30年近く吉野家の牛丼を食べたことがありません。というのは、20代前半に、東京の地下鉄・根津駅近くの吉野家で、２度牛丼を食べたのですが、２度ともひどい下痢をもよおして、それ以来食べる気がしないのです。

吉野家の中心はなんといっても牛丼ですが、ほかにカルビ焼定食、豚生姜焼定食、ハムエッグ納豆定食など、油を使ったメニューがいくつかあります。それらには、どんな油が使われているのでしょうか？

吉野家によると、「スプレータイプのサラダオイル（なたね油）を使っている」といいます。酸化については、「スプレータイプであるため、非常に酸化しにくいものです」とのこと。

なたね油はもっともポピュラーな食用油で、不《ふ》飽《ほう》和《わ》脂《し》肪《ぼう》酸《さん》のオレイン酸やリノー

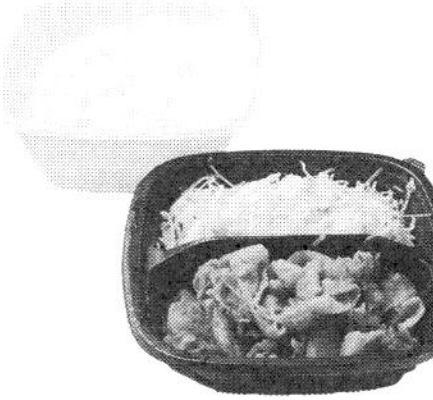

▶使用油　なたね油▶原材料名　豚肉、玉ねぎ、キャベツ、コメ、大豆、小麦、リンゴ、ゼラチン▶原産国　豚肉=加・ポー・その他、玉ねぎ=中・日・その他、キャベツ=日、コメ=日▶脂質　20.6g（1食あたり）▶エネルギー　690kcal（1食あたり）

ル酸が多くふくまれます。ほかに、飽和脂肪酸のパルミチン酸やステアリン酸も少量ふくまれます。オレイン酸が多いので、悪玉《あくだま》（ＬＤＬ）コレステロールを下げることが期待されます。

ただし、なたね油の原料となる菜種は、日本ではほとんど栽培されておらず、カナダやオーストラリアなどから輸入されていますが、カナダの菜種の大半は、遺伝子組み換えされたものです。

なたね油は、不飽和脂肪酸が多いので、加熱したり時間がたったりすると、酸化して過酸化脂質《かさんかししつ》ができる可能性があります。ただし、スプレーして使うということなので、長期間保管することがなければ、酸化は起こりにくいと考えられます。

和幸（ひれかつ弁当）

個人的には、和幸のとんかつはけっこう気に入っています。これまでも何度もひれかつ定食をお店で食べたことがあります。肉が厚くて軟らかく、ソースも味がよく、キャベツもお代わりできるので、よい印象をもっています。

しかし、食べたあとに胃がもたれることがあります。それに、お店によっても多少違いますが、衣《ころも》がカラッとしていなくて重たく感じられます。

和幸によれば、「レストラン、売店ともに大豆、コーン、パームの和幸専用ブレンド油を使用している」といいます。

気になる揚げ油の交換ですが、「油の交換は、日々、大量の揚げ物とともに減ってしまった分を、そのつど新しく足していくためおこなっておりません。毎日、一斗《いっと》缶（18Ｌ）で約2缶を消費し、店舗に設置されているフライヤー（1台に入る油の量が約25Ｌ）2台分で考えますと、実質、毎日半分以上の油が新しく入れ替わっていることになっています」とのこと。

しかし、これにはビックリしました。大量に揚げるため油がどんどん減るので、つぎ足しつぎ足ししているということは、古い油が少ないとはいえ常に残ってしまうことになります。となると、その残った古い油がどんどん酸化していき、過酸化脂質がたくさんできている可能性があります。それで、衣がいまひとつカラッとしておらず、食べると、胃もたれを起こすのかもしれません。

「酸化値や過酸化物価《かさんかぶっか》のチェックについては、頻繁《ひんぱん》には実施していませんが、前記の理由から低い値であると考えられ、昨年実施したＡＶ（酸価）チェッカーによる自主検査でも、基準値を下回る結果が得られております」

とんかつにとっては、油はいわば〝命〟です。こまめに酸価や過酸化物価もチェックし、また定期的に油を全量交換する必要があるのではないでしょうか。

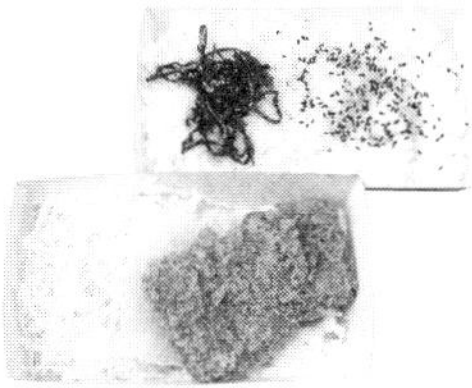

▶使用油　大豆油、コーン油、パーム油▶原材料名　ロース、油、コメ、打ち粉、卵、パン粉、キャベツ▶原産国　ロース＝米、油＝米・ブ・マレ、コメ＝日、打ち粉＝日、卵＝日、パン粉＝日、キャベツ＝日▶脂質　5.85g（ひれ、キャベツ、ご飯、ソース）▶エネルギー888kcal

Ⅲ　コンビニ・ほか弁

ａｍ／ｐｍ（チーズ・ｉｎチキン）

「ａｍ／ｐｍのお弁当やスパゲティには、保存料などの添加物が入っていないから、安心できる」と思っている人も多いでしょう。ａｍ／ｐｍでは、独自に添加物の使用基準を作り、早くから合成保存料や合成着色料など安全性に問題があるものの使用を避けてきました。

カウンターで売られている揚げ物は、フライドチキン、チーズｉｎチキン、からあげ串、鶏つくね串などです。実はこれらは、いずれも店舗内で揚げられたものではありません。工場で調理され、冷凍《れいとう》されてお店に運ばれ、そこで解凍されてショーケースに入れられているのです。

ａｍ／ｐｍによれば、「店舗での油の鮮度管理は大変困難であると判断しているため、商品は製造メーカーでフライ調理をおこない、冷凍状態で配送した後、店舗にて電子レンジで温めるというフローになっている」といいます。

店舗内で揚げ物を作るということは、油の酸化度のチェックや交換を店員に任せるということになります。しかし、それがきちんとおこなわれるかどうかはわかりません。とくにアルバイト店員が、揚げ油をきちんと管理できるのか疑問が残るところです。それで、こうしたシステムをとっているのでしょう。（となると、店舗内で揚げているコンビニは、いったいどうなるのでしょうか？）

また、油の交換については、「酸価《さんか》の設定値（酸価＝2～2・3）を上回った段階ではなく、設定値を超える前に油が黒ずみはじめる兆候《ちょうこう》があったり、時間が経過している油はすぐに全量交換しています」とのこと。

ただし、どの製造元も、「ショートニングは多少なりとも使用しております」とのことで、この点は、ほかのコンビニとは違うようです。カリッと揚げるために使っているのでしょうが、トランス脂肪酸《しぼうさん》がふくまれるので、心配になります。

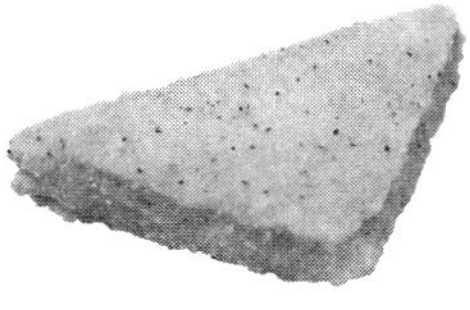

▶使用油　植物油、ショートニング▶原材料名　小麦、乳、鶏肉、大豆▶原産国　すべて＝日▶脂質　8.8g▶エネルギー　188kcal

オリジン弁当（若鶏の唐揚げ・醤油味）

「オリジン弁当のお店で、揚げ物や煮物のおかずを買っている」という人は少なくないと思います。私の家の近くにも店が一軒あって、24時間営業しており、若い人ばかりでなく、中年の男性や高齢者も利用しています。

オリジン弁当は以前から食品添加物に注意していて、「保存料・合成着色料を使用しておりません」とうたっているので、それをある程度信用して、私もときどきそうざいを買っています。

私が買うのは、たいてい鶏の唐揚げとコロッケです。家でそれらの揚げ物をするのはなかなかたいへんなので（油をたくさん使うし、台所が油臭くなるし、また油が残ってしまいます）、どうしてもこうしたお店で買うことが多くなるのです。

オリジン弁当では、油の使用にはわりと気を使っているようで、食べても胃もたれを起こすことはほとんどありません。それでも、家で揚げたようなスッキリした感じがなく（たまに家で天ぷらを揚げることがあります）、どことなく油がじっとり重たい感じがします。

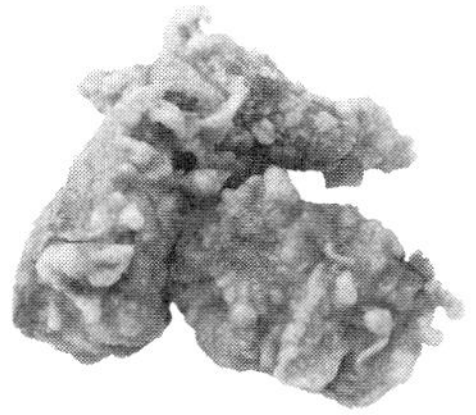

▶使用油　なたね油、パーム油▶原材料名　鶏肉、唐揚げ粉▶原産国　ブ▶脂質　13.4g（100gあたり）▶エネルギー250kcal（100gあたり）

同社によると、「なたね油とパーム油のブレンドを使用している」といいます。揚げ油の交換については、「3日に1回交換しております。また、濾《ろ》過《か》器を毎日使用しております」「通常の酸化度のチェックは実施しておりませんが、定期的にチェックし交換頻度《ひんど》の基準を確認しております」とのことです。

多少油がじっとりしているのは、油を3日間使っているからでしょうか？　それでも、3日に1回交換することで、油が酸化して過酸化脂質《かさんかししつ》が多くできるのを防止しているようです。それで、唐揚げなどを食べても、胃もたれがしないのでしょう。

ちなみに、近くの地元スーパーで売っているとんかつやメンチなどは、油がジトーッとして、胃もたれを起こすことが多く、ときとして下痢《げり》をすることもあります。

サークルKサンクス（からあげ棒）

サンクスはいまひとつ特徴のないコンビニという印象があります。品揃えや店の数では、セブン-イレブンやローソンに遠くおよびません。そこで、関西で店舗の多いサークルKと合併して、サークルKサンクスとなったようです。しかし、まだ特徴が出ていない印象を受けます。

サークルKサンクスで売られている揚げ物は、アメリカンドッグ、フライドチキン、ふるふるチキン、からあげ棒などです。これらは、店舗内でフライヤーを使って揚げている場合と、調理済みの商品を店舗の電子レンジで調理している場合があります。

サークルKサンクスによると、「フライヤーを導入している店舗では、なたね油とパーム油を使用している」といいます。そして、油の交換は、「酸化値2・5を指標におこなっております」とのこと。

厚生労働省の弁当及びそうざいの衛生規範では、酸価（酸化度）が2・5を超えた場合、新油に換えることになっています。それに準じているということでしょう。

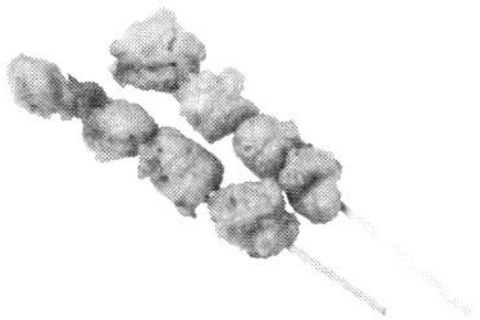

▶使用油　なたね油、パーム油、大豆油▶原材料名　小麦粉、豚肉、卵▶原産国　小麦粉＝米、豚肉＝日・米・加、卵＝日▶脂質11.0g▶エネルギー　239kcal

一方、店舗内の電子レンジで調理する場合は、「商品によって使用する油が異なりますが、大豆油もしくはパーム油を使用しており、ショートニングは使用しておりません」といいます。また、「こちらも酸価２・５を指標にして油交換をしております」とのことです。

しかしこの場合、工場で揚げて、それをいったん保管し、それから各店舗に運ぶということでしょうから、どうしても揚げてから販売するまで時間がかかります。

一般の冷凍食品の揚げ物もそうですが、酸化は常に起こっているので、時間がたてばたつほど酸化した油が増えることになります。そのあたりをきちんと管理して、過酸化脂質ができないようにしてほしいと思います。

セブン-イレブン（じゃがごろコロッケ）

「セブン-イレブンのお弁当やパンはおいしい」という声をよく聞きます。早くから保存料と合成着色料の使用をやめるなど、独自に努力しているので、それが味にもあらわれているのかもしれません。

最近では、カウンターで揚げ物を売るようになり、私の家の近くの店では、鶏の唐揚げ、骨なしフライドチキン、フライドポテト、じゃがごろコロッケを売っています。コンビニを利用する高齢者が増えているので、ちょっとしたおかずになるような商品を売り出したようです。もちろん、唐揚げやフライドポテトは若者にも人気があります。

それらの揚げ物はショーケースに山盛りになっていて、油が酸化したようなにおいもそれほどしなかったので、試しにじゃがごろコロッケを2個買って食べてみました。やはり油のいやなにおいはほとんどなく、食べたあとも、胃もたれはしませんでした。ただし、その後、骨なしフライドチキンを買って食べたのですが、油が多く、食べたあと少し胃もたれがしました。

揚げ油は、セブン-イレブンによると、「ハイオレキャノーラ油を中心とした植物油脂を混合したもの」だといいます。つまり、オレイン酸の多いキャノーラ油（なたね油）ということです。

「揚げ油の酸化につきましては、独自に基準を設け、毎日酸価値を検査しております。検査で基準を超えた場合はもちろん、基準内であっても汚れが確認された場合には全量交換しています」とのこと。

厚生労働省の弁当及びそうざいの衛生規範では、揚げ油は酸価が2・5以上になった場合、新しい油と交換すると定められていますが、「衛生規範をはじめとする関係法令の基準内で、独自に管理基準を設け、運用しております」とのことです。

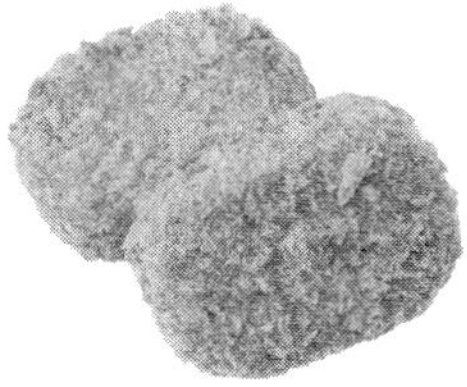

▶使用油　なたね油▶原材料名　じゃがいも、肉、小麦粉、粉末卵白▶原産国　じゃがいも＝日、肉＝豪、小麦粉＝日・その他、粉末卵白＝日・その他▶脂質14.3g▶エネルギー　209kcal

デイリーヤマザキ（デイリーチキン）

店内カウンターでは、ガーリック唐揚げ、スパイシーチキン、北海道コロッケなどの揚げ物が売られています。

たまたま福島県のある町を訪れた際に、駅近くのデイリーヤマザキに入りましたが、カウンター内にタップリ油の入った四角い容器（フライヤー）があって、そこで揚げ物を揚げていました。油は透明で、新しい印象を受けました。

試しにガーリック唐揚げと北海道コロッケを買って食べてみましたが、カラッと揚がっていて、酸化したいやなにおいもなく、味もよかったので、おいしく食べることができました。食べたあとも、胃もたれやゲップなどの症状が起こることはなかったので、安心しました。

ただし、たまたま入った店がいい状態だっただけで、すべての店が同じかどうかはわかりません。

揚げ油は、デイリーヤマザキによると、「なたねとコーンとパームの混合油を使っている」といいます。ショートニングは使っていないとのこと。それでも、けっこうカラッと揚がっているのは、おそらくパーム油（ラードと同様に常温で固体）を使っているからでしょう。

　揚げ油の交換については、「弁当及びそうざいの衛生規範という項目があって、酸化値2・5以下で管理しなさいとなっています。店舗には、この値を下回るように、3日から1週間に1回くらいで油の全交換をおこなうように指導しています」とのこと。

「店舗指導員が、定期的に店舗を回って、酸化チェック紙でフライヤーの油を抜き打ちで検査しています」と、揚げ油の管理にはけっこう神経を使っているようです。できるだけこまめに油を交換して、酸化していないものを使ってほしいと思います。

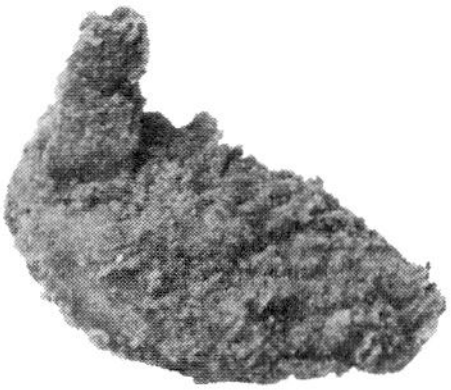

▶使用油　なたね油、コーン油、パーム油、大豆油▶原材料名　鶏肉、衣（小麦粉、パン粉、でん粉、その他）、揚げ油（大豆油）、しょう油、チキンエキス、でん粉、コーンフラワー、食塩、香辛料、加工でん粉、調味料（アミノ酸等）、香料、増粘剤（キサンタン）、香辛料抽出物、パプリカ色素▶原産国　鶏肉＝中、小麦粉＝中・豪・日、でん粉＝米・日、なたね油・コーン油＝米・ブ、パーム油＝イン▶脂質　無回答▶エネルギー　無回答

ファミリーマート（ハッシュドポテト）

ファミリーマートは、コンビニのなかでは多少異色という感じを受けます。良品計画の商品（無印良品）が売られていることが、その理由の一つです。コンビニは、カップラーメンやポテトスナックなどジャンクフードのコーナーがとても広く、健康や暮らしにあまりいいイメージはありません。

ところが、「シンプルで質のいい商品」をコンセプトにしている良品計画の商品をあえて陳列《ちんれつ》しているところに、ファミリーマートの異色さを感じます。また、食中毒を起こしやすい握り寿司をあえて販売しているところも異色です。

カウンターで売られている揚げ物は、ハッシュドポテト、フライドチキン、フライドポテト、からあげ串、牛肉コロッケなどで、店舗内で揚げられています。

ファミリーマートによると、揚げ油は「原則、本部指定のなたね油（キャノーラ油）ととうもろこし油（コーン油）をブレンドしたものであり、ショートニングは使用していない」といいます。ただし、「一部店舗によって異なる場合も考えられます」とのこと。

油の酸化のチェックについては、「本部よりAVチェッカー（酸価はチェックできますが、過酸化《かさんか》物価《ぶっか》はチェックできません）を必要に応じて使用するよう推奨しています」とのことです。

また、油の交換については、「販売動向などにより店舗ごとに異なっています」とのことで、明確な基準はないようです。そのため、「油の劣化《れっか》にともない、各店舗の判断で適宜《てきぎ》交換をおこなっている」といいます。

しかし、各店舗に判断がまかされるとなると、経費をおさえるために、油の交換がおろそかになる可能性があります。やはり本部がきちんと交換の基準を決めて、それに基づいて、油の管理をおこなうようにすべきでしょう。

▶使用油　なたね油、コーン油▶原材料名　じゃがいも、乾燥じゃがいも、植物油、食塩ほか▶原産国　じゃがいも＝米▶脂質11.53g▶エネルギー　166kcal

ほっかほっか亭（のり弁当）

「とにかく安くて、お店があっちこっちにあるから」——ほっかほっか亭を利用している人は、おそらくこんな理由からだと思います。なにしろ、のり弁当が290円、シャケ弁当が360円ですから。

昔、私も何度かのり弁当などを買ったことがありますが、正直いって「おいしい」という印象はもちませんでした。

ほっかほっか亭の弁当は、揚げ物が多いのが特徴です。調理が簡単で、保存性もよいからでしょう。のり弁当、シャケ弁当、ロースかつ弁当、唐揚弁当、スーパーハンバーグ弁当、天丼などはいずれもフライや天ぷらが入っています。ほかに、唐揚セットや串かつセットなど揚げ物のオードブルも売られています。

ほっかほっか亭によると「キャノーラ油ヘルシーライトという油を使用している」といいます。キャノーラ油とは、なたね油のことです。

油の交換については、「店舗により異なりますが、3～5日の間隔で交換しています。交換の際は、全交換をしており、交換以外に毎日油は濾過《ろか》していて、減るたびに新しい油をつぎ足しています」とのこと。

この言葉どおり、「3～5日」で全交換をしていれば、それほど油が酸化することはないでしょう。

しかし、交換せずに油をつぎ足しつぎ足ししていると、古い油が残ってしまい、過酸化脂質が多くふくまれてしまう可能性があります。

「現在、品質の安定化をはかるため、酸化度を測るものを準備中です」と、酸化度のチェックはおこなっていないようです。早くチェックをするようにして、それも参考にしながら交換するようにすべきでしょう。

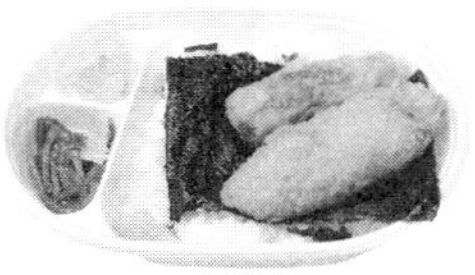

▶使用油　なたね油▶原材料名　コメ、オカカゴマ昆布、のり弁当用海苔、白身フライ、カット竹輪、キンピラ、つぼ漬け▶原産国　コメ＝日、オカカゴマ昆布＝日・イン・その他、のり弁当用海苔＝日、白身フライ＝ロ、カット竹輪＝ベト・中、キンピラ＝日・台・泰・その他、つぼ漬け＝日・伊・その他▶脂質　16.4g▶エネルギー　711.2kcal

ほっともっと（ロースとんかつ弁当）

「ほっともっと」と「ほっかほっか亭」、名前が似ていますが、「ほっともっと」を経営しているのは、プレナスという会社です。以前は、プレナスが九州や東日本のほっかほっか亭を経営していたのですが、ほっかほっか亭総本部と商標権をめぐって対立し、２００８年2月に離脱を表明し、新たにつくったお弁当のブランドが「ほっともっと」です。

「ほっともっと」の弁当も、ほっかほっか亭と同様に揚げ物が多くなっています。から揚弁当、ロースとんかつ弁当、とりカツタルタル弁当、おろしチキン竜田弁当、のり弁当、シャケ弁当、得弁当、ロースカツカレーなど、いずれも揚げ物が入っています。

「ほっともっと」によると、「店舗で使用している油はなたね油を原料としている」といいます。

揚げ油の交換については、「毎日、油の酸化チェックを実施しており、具体的には、ＡＶチェック紙という試験紙にて色の変化を調べて、基準を超えないところで、油の全量交換を実施しています」とのこと。

厚生労働省の弁当及びそうざいの衛生規範では、揚げ油は、酸価（AV値）が2・5を超えた場合、新油に交換することを定めています。「ほっともっと」の「基準」とは、この2・5だといいます。

油の場合、酸価が3を超えると、異臭《いしゅう》がして、それを食べた人が、嘔吐《おうと》や下痢《げり》をもよおすことがあるといわれます。それで、厚生労働省は、それよりも低めの2・5という数値を基準にしているのです。

ただし、お店が多いので、すべての店がこれをきちんと守っているのか、気がかりではあります。

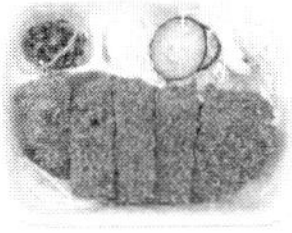

▶使用油　なたね油▶原材料名　豚肉、コメ▶原産国　豚肉＝米、コメ＝日▶脂質　33.5g▶エネルギー　965kcal

ミニストップ（骨付きジューシーチキン）

「休憩したいときに、ミニストップにちょっと入る」という人は多いと思います。ミニストップの最大の特徴は、カップラーメンを食べたり、コーヒーを飲んだりできるテーブルや椅子があることです。

つまり、ファーストフード店的な面のあるコンビニというわけです。それで、以前からフライドポテトや唐揚げなどを売っています。

私の家の近くにあるミニストップでは、カウンター内に揚げ油のタップリ入った四角い容器があって、そこで店員がフライを揚げています。おそらくほかの店も同じだと思います。調理された唐揚げやフライドチキンなどは、ガラスケース内に並べて売られています。しかし、カラッとした感じではなく、油の酸化したようなにおいもするので、正直いって買う気になれません。

ミニストップによると、「ファーストフードに使用している油は、工場・店舗ともに植物性油脂《ゆし》を使用している」といいます。これは通常の植物油のことです。

トランス脂肪酸については、「精製過程で生じるものであるため、ゼロではありませんが、含有量が比較的少ないものを使用しています」とのこと。

市販のなたね油や大豆油などは、溶剤抽出《ようざいちゅうしゅつ》法（脂肪《しぼう》をふくむ種子を砕《くだ》いたり、薄《はく》片《へん》にしてヘキサンという化学溶剤と混ぜて脂肪を溶《と》かし、過熱して溶剤を蒸発させて脂肪を抽出する）で製造されています。そうした製造工程で、微量ながらトランス脂肪酸ができてしまいます。そのことを言っているのです。

油の交換については、「各店舗で1日2回酸化度をチェックし、毎日濾過《ろか》・もしくは交換を実施しております」といいますが、植物油脂の種類や酸化度がいくつになったら交換するかは、「社外秘につき回答できない」とのこと。きちんと酸化度を測って交換しているのであれば、社外秘にする必要はないと思うのですが。

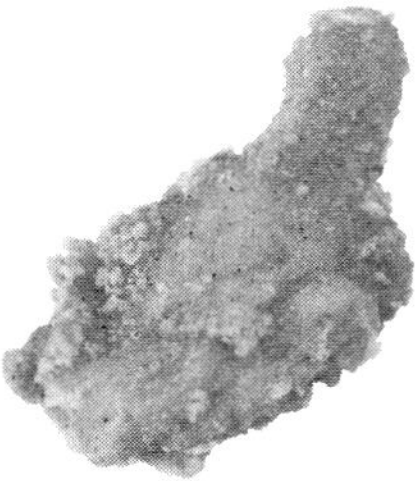

▶使用油　植物油▶原材料名　鶏肉、小麦、卵白粉▶原産国　鶏肉＝泰▶脂質　14.8g▶エネルギー　253kcal

ローソン（鶏竜田揚げ棒）

ローソンも以前から、カウンターで揚げ物類を売っています。からあげクン、鶏竜田揚げ棒、フライドチキン、フライドポテト、ハッシュドポテト、サクッとコロッケなどで、店舗内で揚げています。

揚げ油は、同社によると、「なたねとコーンを主体とした植物油」だといいます。ショートニングは使っていないとのこと。それもあってでしょうか、からあげクンを買って食べたのですが、ころもがカリッとしていなくて、もさもさした感じでした。マクドナルドのチキンナゲットの場合、カリカリしているので、だいぶ違う印象を受けました（これは、ショートニングを使って揚げています）。

揚げ油は、「酸化値（酸価）2・5以上で交換しております」とのこと。厚生労働省の弁当及びそうざいの衛生規範では、2・5を超えた場合、新油に換えることになっていますので、それを守っているのでしょう。

「店舗では、毎日油のチェックをしております。月に1度は予告なく本部社員が店舗へ行き、月間チェックもおこなっております」とのこと。油は酸化すると有害なものになるだけに、管理を厳しくおこなっているようです。

ただ、家の近くのローソンで、からあげクン（レギュラー）とサクッとコロッケを買って食べたのですが、油が胃にしみるようで、軽い胃もたれを起こし、ゲップが何回も出ました。油が酸化しているように感じられました。

そのことをローソンのお客様相談窓口に伝えると、その店で使用している揚げ油を調べて、購入日の酸価が1・5、翌日が2・0であったことを知らせてくれました。一消費者の苦情をしっかりとりあげ、きちんと対応してくれているという印象を受けました。しかし、その程度の酸価であれば、ふつう胃もたれは起こさないはずなのですが、私の場合、なぜ胃もたれを起こしたのか、なぞのままです。

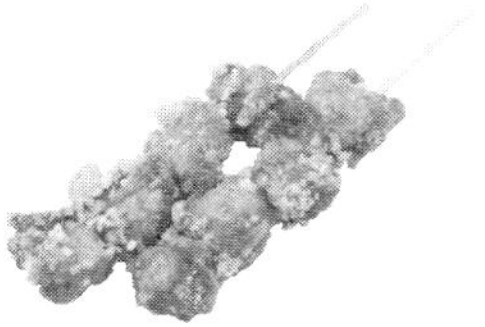

▶使用油　なたね油、コーン油▶原材料名　無回答▶原産国　中▶脂質　13g（1本あたり）▶エネルギー　198kcal（1本あたり）

コラム2 植物油はどうやって作られる?

植物油の作り方には、昔ながらの圧搾法《あっさくほう》と溶剤《ようざい》を使った抽出法《ちゅうしゅつほう》とがあります。圧搾法は文字どおり、油を含む種子などに機械的に圧力をかけて、油分を搾《しぼ》り出す方法で、連続的な採油が可能な装置が使われています。

溶剤抽出法は、油を含む種子を砕《くだ》いたり、薄片《はくへん》(フレーク)にしたものを溶剤と混ぜて、脂肪分を溶剤に溶かし出します。そして、脂肪と溶剤がドロドロに混じったものを加熱して溶剤を蒸発させ、残った脂肪分を精製して純度の高い油とします。なお、溶剤には、ふつう石油から分離された化学物質のヘキサンが使われています。

市販の大豆油、コーン油、なたね油などは溶剤抽出法によって作られています。ただし、抽出法の場合、精製工程で加熱による脱臭《だつしゅう》がおこなわれますが、この際に微量ながらトランス脂肪酸ができてしまいます。そのため、市販の植物油(食用調合油)には、平均で1・4%のトランス脂肪酸がふくまれているのです。

Ⅳ　インスタント食品

カップヌードル（日清食品）

「カップヌードルを食べたら、お腹をこわした」という話をこれまで数人の知人から聞きました。かくいう私も、これまで何度か食べたことがあり、そのたびに気持ちが悪くなったり、下痢《げり》をしました。

こうした症状を起こす原因は、「油揚げめん」と考えられます。揚げめんの油が酸化して、有害な過酸化脂質《かさんかししつ》ができて、下痢や胃部不快感を引き起こすと考えられるのです。

揚げめんに使われている油は、日清食品によると、「パーム油と大豆油とコメ油を使っているが、パーム油がほとんど」だといいます。パーム油は、マレーシアやインドネシアなどに生息するアブラヤシ（オイルパーム）の果肉部分から搾《しぼ》り取った油で、飽和脂肪酸《ほうわしぼうさん》のパルミチン酸が多く、常温では固体です。

大豆油は、大豆から搾った油で、リノール酸がもっとも多くふくまれます。コメ油は、米ぬかから搾った油で、オレイン酸とリノール酸が多くふくまれます。

しかし、油を高温にしてめんを揚げているため、油の酸化が進んでしまうようです。さらに長期間保存されている間にカップ内で徐々に酸化が進んでいき、有害な過酸化脂質が増えることになります。ビタミンEを添加して酸化を防いでいますが、十分ではないようで、油に敏感な人が食べると下痢などをもよおすようです。

また、添加物が非常に多く、原材料名の「調味料（アミノ酸等）」以降はすべて添加物です。これらが、酸化した油とともに、胃や腸の粘膜《ねんまく》を刺激して、胃部不快感や下痢を助長すると考えられます。

ほかに、エースコックの**「スーパーカップ1・5倍」**や**「わかめラーメン」**などの油揚げめん製品が売られていますが、カップヌードルと同様に油の酸化が心配され、添加物も非常に多いので、食べるのはやめたほうがよいと思います。

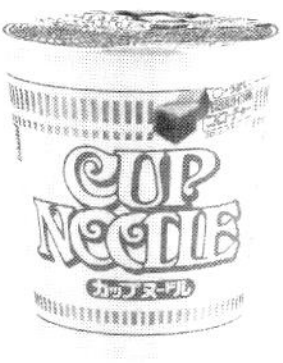

▶使用油　植物油脂(パーム油、大豆油、コメ油)、動物油脂(豚、鶏)▶原材料名　味付油揚げめん(小麦粉、植物油脂、でん粉、食塩、チキンエキス、醤油、ポークエキス、動物油脂〔豚、鶏〕、糖類、デキストリン、香辛料、たん白加水分解物、野菜エキス、乳たん白)、味付豚肉、味付卵、味付えび、乳糖、食塩、ねぎ、醤油、たん白加水分解物、香辛料、デキストリン、ポークエキス、野菜エキス、チキンエキス、植物油脂、調味料(アミノ酸等)、炭酸Ca、かんすい、カラメル色素、増粘多糖類、酸化防止剤(ビタミンE)、カロチノイド色素、香辛料抽出物、ビタミンB2、ビタミンB1、スモークフレーバー、酸味料、香料▶原産国　小麦粉＝豪・米・日・加、フライ油＝マレ・イン・泰、香辛料＝イン・マレ・米・印、大豆(醤油)＝中・印・米・日・加、小麦(醤油)＝日・米・加、豚肉＝日・デ・中、卵＝米・加・日・E・印・中、えび＝印・ミ、ねぎ＝中▶脂質　15g（1食あたり）▶エネルギー　357kcal（1食あたり）

究麺・ちゃんぽん（明星食品）

「究麺《きわめん》というからには、めんにそうとう自信があるのだろう」――おそらく多くの人はこんなふうに思うでしょう。テレビCMでも、究極のめんを追求したカップめんということをPRしています。

カップのふたには、「究まる食感。新ノンフライ麺」と大きな文字があり、さらに小さな文字で、「明星独自の製法を用いて食感を突きつめた麺のこと」とあります。ここまで書かれれば、誰だってかなり期待してしまいます。

私も期待して、試しに食べてみました。添付の調味油は香りがあって、スープもちゃんぽんらしいものになっていましたが、残念ながら最大のウリのめんが、やはりインスタントの域を出ていない感じでした。モソモソしていて、歯切れが悪いのです。味や香りもいまひとつ。生めんにはとてもおよばないという印象でした。

原材料名にある植物油脂は、明星食品によると「パーム油」だといいます。めんを揚げずに、「めんに油をからませて乾燥《かんそう》して、揚げめんに近い味を出している」とのこと。しかし、本来のラーメンのめんは、油を加えることなどしません。めんを「究《きわ》める」ということなら、あえて油を加える必要はないと思うのですが……。
「動植物油脂」は、「パーム油と豚脂《とんし》」だといいます。調味油に使われているようです。味と香りをよくするためでしょう。

それにしても、ものすごい添加物の数です。調味料（アミノ酸等）以降は、すべて添加物です。胃が敏感な人は、粘膜《ねんまく》に刺激を感じると思います。また、容器が発泡スチロールでできているので、熱いお湯を注ぐと、発がん性のあるスチレンが微量とはいえ溶《と》け出すという問題もあります。

めんを油で揚げていないので、有害な過酸化脂質はそれほどできていないと考えられますが、添加物が多く、容器の問題もあるのでおすすめはできません。

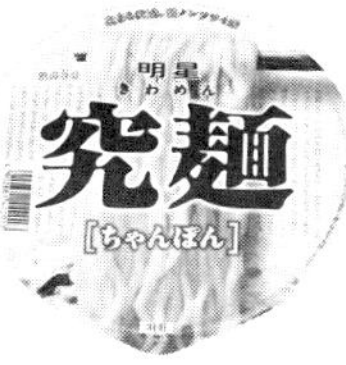

▶使用油　植物油脂(パーム油)、動植物油脂(パーム油、豚脂)▶原材料名　味付けめん(小麦粉、でん粉、植物油脂、食塩、トレハロース、全卵粉、ソース)、動植物油脂、キャベツ、肉エキス(ポーク、チキン)、食塩、コーン、いか、かまぼこ、味付挽肉(豚肉、鶏肉)、糖類、キクラゲ、香辛料、乳等を主要原料とする食品、蛋白加水分解物、貝エキス、酵母エキス、調味料(アミノ酸等)、増粘多糖類、炭酸カルシウム、かんすい、カラメル色素、クチナシ色素、セルロース、乳化剤、酸化防止剤(ビタミンE、ローズマリー抽出物)、紅麹色素、香料、ビタミンB2、ビタミンB1、(原材料の一部に大豆を含む)▶原産国　小麦＝豪・米・日・加、豚(肉エキス)＝日・米、鶏(肉エキス)＝日・米、あさり(貝エキス)＝中、キャベツ＝中、イカ＝ペル・チリ・メキ、コーン＝米、味付挽肉(豚)＝日、味付挽肉(鶏)＝日、タラ(かまぼこ)＝米・日、キクラゲ＝中▶脂質12.2g (1食あたり)▶エネルギー451kcal (1食あたり)

サッポロ一番・塩らーめん（サンヨー食品）

日清食品のチキンラーメンと並んで、人気のあるサッポロ一番。塩らーめん、みそらーめん、しょうゆらーめんと3タイプあります。チキンラーメンと違うところは、めんとスープが別々になっている点です。お湯でめんを3分間茹《ゆ》でて、そこにスープを入れると、できあがりです。

しかし、めんを茹でると、鼻をツンとつく揚げ油のにおいがして、湯に油が浮いてきます。味も脂《あぶら》っこくて、私はとても食べる気になれません。

油揚げめんの原材料に植物油脂とありますが、サンヨー食品によると「パーム油のみ」だといいます。パーム油は、マレーシアやインドネシアなどに生息するアブラヤシ（オイルパーム）の果肉部分から搾《しぼ》り取った油で、飽和脂肪酸のパルミチン酸が多く、ほかに、不飽和脂肪酸のオレイン酸とリノール酸もふくまれます。飽和脂肪酸が多いので融点《ゆうてん》が高く、常温で固体です。また、比較的酸化されにくいとされます。

また、油揚げめんには、ラード（豚脂《とんし》）も使われています。ラードは、オレイン酸がもっとも多くふくまれますが、パルミチン酸も多いため、常温では固体です。ただし、植物油と違って天然の抗酸化物質がふくまれないため、酸化されやすいのです。

インスタントラーメンの場合、6カ月間くらいの保存がききます。その間に油が徐々に酸化して、有害な過酸化脂質ができてきます。酸化防止剤のビタミンEを添加してそれを防いでいますが、それでも過酸化脂質が増えていきます。

さらに、添加物が多いという問題もあります。原材料名の「調味料（アミノ酸等）」以下は、すべて添加物です。胃が敏感な人は、過酸化脂質と添加物の影響で胃部不快感や下痢などを引き起こすことがあると考えられます。

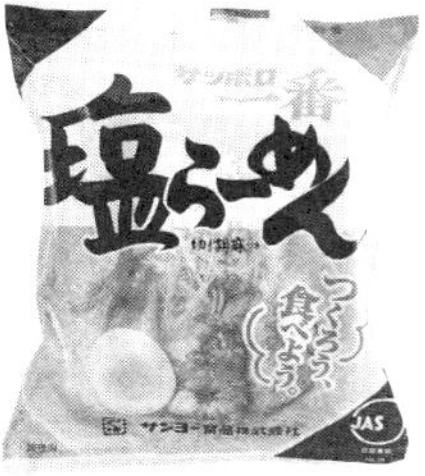

▶使用油　植物油脂（パーム油）、ラード▶原材料名　油揚げめん（小麦粉、ラード、澱粉、植物油脂、食塩、やまいも粉）、食塩、ごま、野菜エキス、香辛料、糖類、チキンエキス、ポークエキス、葱、植物油脂、鰹エキス、発酵調味料、蛋白加水分解物、調味料（アミノ酸等）、炭酸カルシウム、かんすい、酸化防止剤（ビタミンE）、酸味料、香料、クチナシ色素、増粘多糖類、ビタミンB2、ビタミンB1（原材料の一部に乳成分、大豆を含む）▶原産国　小麦粉＝豪・米・日・加、やまいも粉＝中、ごま＝中・ボリ・エチ・スー、ねぎ＝中、ポークエキス＝日・韓、野菜エキス＝米・中▶脂質　16.6g（1食あたり）▶エネルギー　443kcal（1食あたり）

チキンラーメン（日清食品）

「すぐおいしい、すごくおいしい」というテレビＣＭで知られる、日清のチキンラーメン。このＣＭにつられて食べた人も多いと思います。

私も試しに食べてみましたが、まったくおいしいとは感じませんでした。揚げ油のにおいが鼻にツンときていやでしたし、味も人工的に作られた感じで、ラーメン本来の味ではありませんでした。

チキンラーメンは、インスタントラーメンの元祖です。日清食品の初代社長・安《あん》藤百福《どうももふく》が、自宅の庭の小屋で即席ラーメンの研究にいそしみ、生み出したのが、このチキンラーメンです。この発売によって、インスタントラーメンの歴史がはじまりました。

チキンラーメンは、小麦粉めんを植物油で揚げています。揚げ油は、日清食品によると、「パーム油のみ」だといいます。飽和脂肪酸が多いため、常温では固体、比較的酸化されにくいとされます。

しかし、高温にして液状にし、めんを揚げるため、酸化されやすくなります。しかも、揚げめんは長期間保存がきくので、その間に油は徐々に酸化していきます。酸化防止剤のビタミンEを添加して、酸化を防いでいますが、完全に防ぐことは困難です。そのため、過酸化脂質ができてしまうようです。

過酸化脂質は毒性があるため、それを多くふくむ食品を食べると、下痢をしたり、胃が痛くなったり、気分が悪くなったりします。私の場合、チキンラーメンのようなインスタントラーメンを食べると、たいていいずれかの症状におちいります。

また、「調味料（アミノ酸等）」で味付けしていますが、人工的に作られたアミノ酸系の調味料（L-グルタミン酸ナトリウム）を一度に大量に摂取《せっしゅ》すると、敏感な人は、顔面から肩や腕にかけて熱く感じたり、痺《しび》れたりすることがあります。

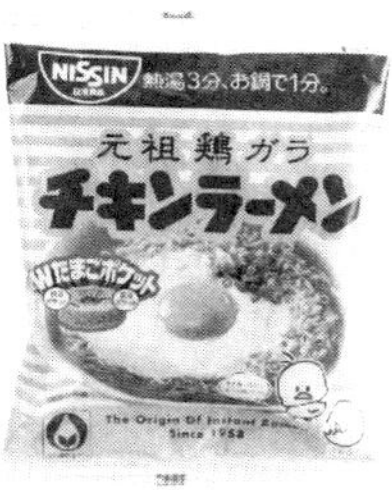

▶使用油　植物油脂（パーム油）、鶏脂▶原材料名　味付油揚げめん（小麦粉、植物油脂、醤油、食塩、でん粉、チキンエキス、糖類、香辛料、卵粉、たん白加水分解物、鶏脂、デキストリン、やまいも粉、酵母エキス、乳糖）、調味料（アミノ酸等）、炭酸Ca、かんすい、増粘多糖類、酸化防止剤（ビタミンE）、ビタミンB2、ビタミンB1▶原産国　小麦粉＝豪・米・日、フライ油＝マレ・イン・泰、大豆（醤油）＝米・加・中、小麦（醤油）＝米・加・日、鶏（チキンエキス）＝日▶脂質　13.7g（1食あたり）▶エネルギー　375kcal（1食あたり）

中華三昧・北京風拉麵（明星食品）

「ふつうのインスタントラーメンは油がしつこいけど、中華三昧《ざんまい》はさっぱりしていて好きだ」という人もいると思います。一味違った高級インスタントラーメンとして売り出されたのが、中華三昧です。

中華三昧が、なぜさっぱりしているのか？　その理由は「ノンフライ」、つまり油で揚げていないからです。しかし、それでも実際に食べてみると、ふつうのインスタントラーメンほどではありませんが、多少脂っこい印象を受けます。めんに、味付けのために植物油脂が使われているからです。

明星食品によると、「めんに油をからませて乾燥して、揚げめんに近い味を出している」といいます。使っている植物油脂は、パーム油です。また、スープに使われている動植物油脂は、「パーム油と豚脂《とんし》」だといいます。これも味付けのために使っているようです。

パーム油は、飽和脂肪酸《ほうわしぼうさん》のパルミチン酸が多く、ほかに、不飽和脂肪酸のオレイン酸とリノール酸もふくまれ、常温で固体です。風味が淡白《たんぱく》で、比較的酸化されにくいことから、フライ油やショートニングの原料としても使われています。

植物油でめんを揚げていないためか、酸化防止剤が添加されていません。しかし、6カ月くらい保存がきくので、その間にめんに使われたパーム油が酸化して、過酸化脂質ができないのか、気になるところです。

また、食品添加物が多い点も気になるところです。原材料名の「調味料（アミノ酸等）」以降がすべて添加物です。人工的に作られたアミノ酸系の調味料（L-グルタミン酸ナトリウム）を一度に大量に摂取すると、敏感な人は、中華料理店症候群（顔面から肩や腕にかけての灼熱《しゃくねつ》感や痺《しび》れ）になることがあります。

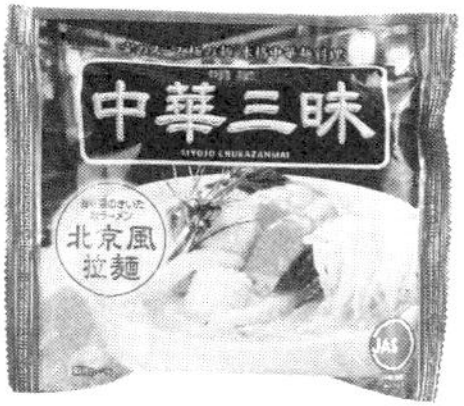

▶使用油　植物油脂（パーム油）、動植物油脂（パーム油、豚脂）▶原材料名　味付けめん（小麦粉、でん粉、食塩、植物油脂、蛋白加水分解物、チキンエキス、糖類）、動植物油脂、食塩、しょうゆ、糖類、肉エキス（チキン、ポーク）、でん粉、ごま、蛋白加水分解物、魚介エキス、香辛料、金華スープ、酵母エキス、フライドオニオン、デキストリン、ねぎ、脱脂粉乳、発酵調味料、野菜粉末、海鮮醤（みそ、糖類、発酵調味料、食塩、しょうゆ、野菜エキス）、乳糖、調味料（アミノ酸等）、かんすい、香料、クチナシ色素、酒精、増粘多糖類、カラメル色素、（原材料の一部に卵、えび、さば、さけ、ゼラチンを含む）▶原産国　小麦＝豪・米・日・加、鶏（肉エキス）＝日、豚（肉エキス）＝日・米、大豆（海鮮醤）＝加・米・中・日、コメ（海鮮醤）＝日・米・泰▶脂質 6.3g（1食あたり）▶エネルギー 363kcal（1食あたり）

日清ラ王・しょうゆ（日清食品）

ラ王の発売は、衝撃《しょうげき》的でした。カップめんは揚げめんというそれまでの常識をくつがえし、生タイプのめんを使ったからです。

ラ王のめんは、腐らないように完全密封包装されていて、保存料は使われていません。ただ、その封を切ってめんを取り出すと、やたらと油っこいのです。めん全体に植物油がからまっていて、さわると手がべとべとします。「ほぐれやすくするために、植物油を使用しています」と書かれていますが、これほど油が必要なのか疑問です。

めんに使われている植物油脂は、日清食品によると、「なたね油」とのこと。ご存じのようになたね油は、なたねの種子から搾られた、もっともよく使われている油です。

「スープにはコメ油を使っている」といいます。コメ油は、米ぬかから搾られた油で、淡白《たんぱく》な風味があるので、味付けに使っているのでしょう。

油は水分をふくまず腐らないので、めんにからめることで、めんの保存性や保湿性を高めていると考えられます。しかし、真空包装ではないので、長時間保存されている間に、油が酸化して、有害な過酸化脂質ができる心配があります。

めんをカップに入れ、そこに湯を注いでめんを温めつつほぐし、その湯は捨てるので、油はある程度流れ出るとは思います。しかし、めんに付いたまま残る油もかなりあるので、過酸化脂質ができていた場合、それも食べることになります。

このほか、やたらと添加物が使われているのが、気になります。原材料名の「調味料（アミノ酸等）」以降はすべて添加物です。さらに、容器が発泡スチロールでできているので、熱湯を注ぐと、発がん性のあるスチレンが微量とはいえ溶け出すという問題もあるのです。

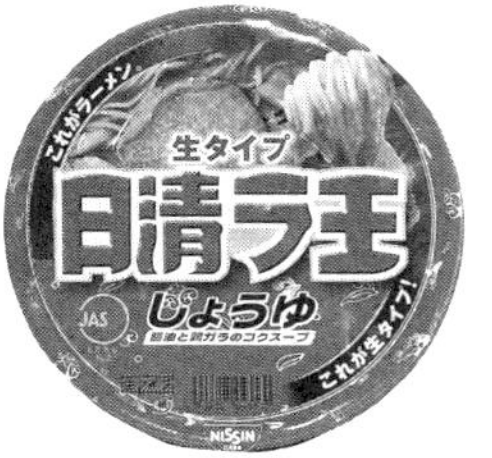

▶使用油　植物油脂(なたね油、コメ油)、動物油脂(鶏、豚)▶原材料名めん(小麦粉、でん粉、食塩、糖類、植物油脂、卵粉)、動物油脂(鶏、豚)、醤油、チキンエキス、植物性たん白、食塩、焼豚、ポークエキス、糖類、香辛料、味付メンマ、野菜エキス、ねぎ、たん白加水分解物、豚ゼラチン、デキストリン、植物油脂、コーンパウダー、調味料(アミノ酸等)、pH調整剤、香料、増粘多糖類、かんすい、カラメル色素、カロチノイド色素、香辛料抽出物、酸化防止剤(ビタミンE)、野菜色素、(原材料の一部に乳成分を含む)▶原産国　小麦粉＝米・加・豪・日、大豆(醤油)＝米・加・中、小麦(醤油)＝豪・米・加、鶏(チキンエキス)＝仏・泰、豚肉＝中・デン、メンマ＝中、ねぎ＝中▶脂質16.4g（1食あたり）▶エネルギー451kcal(1食あたり)

北海道ラーメン・旭川醤油（藤原製麺）

藤原製麺の北海道ラーメンは、油で揚げていないためにさっぱりしていて、生《なま》ラーメンに近い味がします。

北海道には、以前から生ラーメンに近い即席めんを製造・販売している会社がいくつかあって、その一つが旭川市の藤原製麺です。原料の小麦粉からめんを作ったあと、そのまま2日間かけて低温でゆっくり乾燥させるため、生に近い即席めんができあがるといいます。

北海道ラーメンは、私の家の近くのセブン-イレブンで売られていました。値段は、チキンラーメンやサッポロ一番とほぼ同じです。

ふつうのインスタントラーメンの場合、ほとんどの製品はめんを油で揚げています。味付けと保存性を高めるためのようですが、それによってめんが油くさくなり、油の酸化の問題も出てきます。

ですから、油で揚げずにめんを乾燥させれば、そうした問題がなくなるのです。なぜ、こうしたインスタントラーメンがもっと増えないのか、不思議でなりません。

北海道ラーメンの調理法は、ふつうのインスタントラーメンと変わりがありません。それでいて、生めんと同じような味がするのですから、すぐれた製品といえます。

めんには、油をふくまず、スープに動物油脂が使われています。藤原製麺によれば、「豚の油脂」だといいます。味付けに使われているのでしょう。

ただ、めんやスープに使われている添加物が多いのが、気になるところです。原材料名にある、調味料（アミノ酸等）、かんすい、着色料（カラメル色素、クチナシ黄色素）、増粘剤（キサンタン）、酸味料などが添加物です。できたら、もっと減らしてほしいと思います。

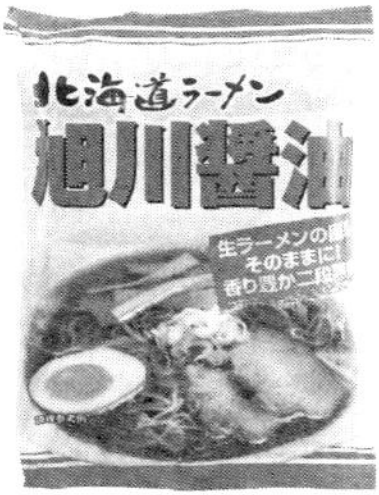

▶使用油　動物油脂（豚脂）▶原材料名　めん（小麦粉、卵白、食塩）、醤油、動物油脂、食塩、砂糖、肉エキス、たん白加水分解物、香辛料、玉ねぎ、調味料（アミノ酸等）、酒精、かんすい、着色料（カラメル色素、クチナシ黄色素）、増粘剤（キサンタン）、酸味料、（スープの一部に小麦、大豆、鶏肉、豚肉を含む）▶原産国　小麦＝日（北海道）、卵＝米・加・その他、食塩＝日、豚脂＝日▶脂質　8.2g（1食あたり）▶エネルギー　330kcal（1食あたり）

マルタイラーメン（マルタイ）

「このまっすぐなラーメンは、なんだろう？」——即席マルタイラーメンを初めて見た人は、おそらくこんなふうに思うでしょう。このラーメンは、見事なまでにまっすぐな棒状なのです。

この即席めんは古くから売られていて、私は20年以上前から買って食べています。ふつうのインスタントラーメンと違って、油で揚げていないので、油くささがなく、さっぱりしていて、胃もたれすることがありません。しかも、２食で１３０円前後と、ふつうのインスタントラーメンよりも安いのです。

にもかかわらず、それほど普及していないのは、営業力が弱いからでしょう。福岡市にある小さな会社が製造・販売しているので、テレビＣＭを見たことはありませんし、新聞や雑誌での広告も見たことがありません。

それから、めんがまっすぐなので、縮《ちぢ》れめんに慣れた人にとっては、「ラーメンらしくない」と感じてしまうのかもしれません。また、これは好みになってしまいますが、スープがさっぱりしているので、脂《あぶら》っこいスープが好きな人にとっては物足りなく感じてしまうのかもしれません。

めんを油で揚げてはいないのですが、スープにはコメ油やごま油、大豆油が使われています。ただし、加熱されていませんし、密封されてもいるので、酸化の問題はほとんどないでしょう。

油で揚げたインスタントラーメンを食べると、胃もたれしたり、下痢をする人は少なくないようです。私もそうですが、知り合いにも何人かいます。そんな人は、この即席ラーメンを食べてみてはいかがでしょうか？

ただし、無添加というわけにはいかず、いろいろ添加物が使われていて、その点が気になるところです。できれば、もう少し添加物を減らしてもらいたいものです。

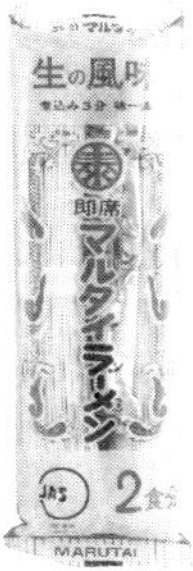

▶使用油　コメ油、ゴマ油、大豆油▶原材料名　めん（小麦粉、食塩、植物性たん白、還元水飴）、食塩、植物油脂（コメ・ゴマ・大豆）、粉末醤油、肉エキス（ポーク・チキン）、野菜粉末、香辛料、ぶどう糖、鰹エキス、たん白加水分解物、調味料（アミノ酸等）、かんすい、クチナシ色素、酸味料、カラメル色素、甘味料（カンゾウ）、酸化防止剤（V.E）▶原産国　小麦粉＝豪・米、植物性たん白＝日、還元水飴＝泰、食塩＝日、植物油脂（コメ＝日、ゴマ＝ナイ、大豆＝米）、粉末醤油＝日、肉エキス（ポーク・チキン）＝日、野菜粉末＝日・中、香辛料＝マレ・中、ぶどう糖＝日、鰹エキス＝日、たん白加水分解物＝日、調味料（アミノ酸等）＝日、かんすい＝日、クチナシ色素＝日、酸味料＝日、カラメル色素＝日、甘味料（カンゾウ）＝中、酸化防止剤（V.E）＝日▶脂質2.4g（1食あたり）▶エネルギー278kcal（1食あたり）

V 菓子・スナック

あんドーナツ（アサヒ）

「市販のドーナツ菓子を食べると、胃がもたれる」という人は少なくないと思います。私もそうです。場合によっては、胃がシクシク痛んだり、気持ちが悪くなったり、さらに下痢《げり》をするときもあります。

ドーナツ菓子は、ご存じのように油で揚げて、袋詰めされて製品になります。それは、いったん倉庫に保管され、その後トラックでスーパーやコンビニなどに運ばれ、さらに何日間も陳列《ちんれつ》されます。つまり、油で揚げてから、消費者が口に入れるまでかなりの日数がかかることになります。その間に、揚げ油が酸化して、しだいに有害な過酸化脂質《かさんかししつ》が増えていきます。その結果、人によっては、胃もたれや下痢などを引き起こすと考えられます。

そうした酸化を防ぐために、ふつうビタミンEなどの酸化防止剤が使われます。しかし、酸化を防ぐ力が十分ではないため、過酸化脂質ができてしまうのです。

なかには、アサヒ（長野県飯田市）のあんドーナツのように、酸化防止剤を使わずに、ドーナツをポリプロピレンの袋に1個ずつ入れて、空気と接することを少なくして酸化を防いでいる製品もあります。

この製品に使われている植物油脂は、パーム油となたね油です。パーム油には、飽和《ほうわ》脂肪酸《しぼうさん》のパルミチン酸と不飽和脂肪酸のオレイン酸、リノール酸が多く、常温では固体で、比較的酸化されにくい油です。なたね油には、オレイン酸とリノール酸が多くふくまれていて、酸化されやすいといえます。

試しにアサヒの「あんドーナツ」を何個か食べてみたところ、胃が刺激され、もたれたような、なんともスッキリしない状態になりました。油に敏感な人の場合、私と同じような状態になると思います。透明な袋に入っているので、光が入り込んで酸化が進みやすく、過酸化脂質ができやすいためと考えられます。

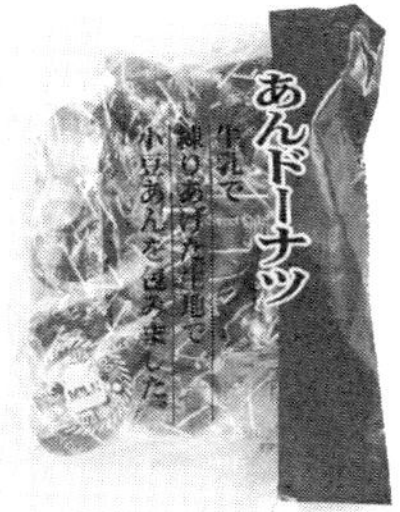

▶使用油　植物油脂(パーム油、なたね油)▶原材料名　あん、小麦粉、砂糖、植物油脂(パーム油、なたね油)、鶏卵、マーガリン、牛乳、粉乳、食塩、膨張剤、乳化剤、香料、(原材料の一部に大豆を含む)▶原産国　あん＝中、小麦粉＝米・加、砂糖＝泰、パーム油＝マレ、なたね＝中、鶏卵＝日、牛乳＝日、マーガリン＝日、粉乳＝日、食塩＝日、膨張剤(ベーキングパウダー)＝日、香料＝日▶脂質　20.4g(100gあたり)▶エネルギー　418kcal(100gあたり)

カール・チーズあじ（明治製菓）

カールの場合、「あの独特のチーズくささが好き」という人と、「あのプーンとくるにおいが嫌い」という人に分かれると思います。パッケージには、「1968年（昭和43年）に日本初のスナックとして誕生した」とあります。ということは、カールから日本のスナック菓子の歴史がはじまったということになります。

原材料名にある植物油脂は、明治製菓によると、「パーム油」だといいます。パーム油は、マレーシアやインドネシアなどに生息するアブラヤシ（オイルパーム）の果肉部分から搾《しぼ》り取った油です。全世界では大豆油と並んで生産量の多い油です。

パーム油には、飽和脂肪酸のパルミチン酸と不飽和脂肪酸のオレイン酸が多くふくまれています。飽和脂肪酸が多いので融点《ゆうてん》が高く、常温で固体です。したがって、ラードと同じくフライを揚げた場合、カリッと仕上げることができます。また、比較的酸化されにくい油なので、有害な過酸化脂質ができにくいのです。

カールの袋には、「元祖ノンフライ」とあります。どうやら油で揚げていないようです。コーンに水を加えてドロドロの状態にして、それを特殊な器械で穴から押し出すと、カールのあのプックリした独特の形になり、それを乾燥《かんそう》させて、油と調味料を吹きつけて作っているのです。

したがって、油で揚げない、つまり加熱していないことになり、それだけ油が酸化することが少なくなります。そのためか、酸化防止剤が添加されていません。それでも、時間がたてば、どうしてもある程度酸化は起こってしまいます。

また、「遺伝子組み換えコーンが混じらないよう、栽培《さいばい》から加工までの各工程で分別管理がされたコーンを使用しています」とありますが、組み換えコーンを完全に混じらないようにするのは、なかなか困難です。貯蔵や輸送の段階で、組み換えのものが混じってしまう可能性があるからです。

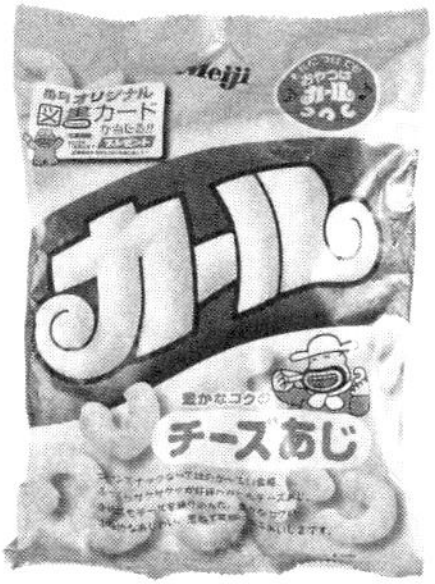

▶使用油　植物油脂（パーム油）▶原材料名　コーン、植物油脂、チーズパウダー、砂糖、食塩、濃縮ホエイパウダー、乳糖、たんぱく加水分解物、バターミルクパウダー、デキストリン、魚介エキスパウダー（かに・えびを含む）、香味油、でん粉、粉末しょうゆ（小麦を含む）、香辛料、酵母エキスパウダー、セルロース、香料、調味料（アミノ酸等）、パプリカ色素、卵殻カルシウム、甘味料（甘草）▶原産国　無回答▶脂質　21.2g（1袋72gあたり）▶エネルギー　384kcal（1袋72gあたり）

柿の種・わさび（亀田製菓）

「ビールのつまみには、やっぱり柿の種が一番だね」という人も多いと思います。柿の種は根強い人気があって、駅の売店などでも売られています。しかし、ピーナッツを油で炒《いた》めているため、酸化されやすく、過酸化脂質ができやすいので要注意。代表的な亀田製菓の「柿の種・わさび」。原材料名にある「植物油脂（大豆を含む）」は、同社によると、「マーガリン1種類のみ」だといいます。大豆油などから製造したマーガリンということのようです。バタピーならぬ、マーガリンピーというこことです。

マーガリンは植物油に水素添加をおこなった硬化油《こうかゆ》を用いて作られるので、トランス脂肪酸《しぼうさん》がふくまれることになります。その量は平均で7％程度です。「柿の種・わさび」にふくまれるトランス脂肪酸も、わずかとはいえないかもしれません。

気になるのは、脂肪とカロリーの量です。ピーナッツは脂肪を多くふくみ、さらにマーガリンが加わるため、製品全体の約20％が脂肪で、1袋（90ｇ）を食べると、431ｋｃａｌをとることになります。「ビールに合うなぁ」などと調子にのって食べていると、すぐさまビール腹の一丁あがりです。

なお、亀田製菓では、「ピーナッツの残留農薬、カビ毒の一種のアフラトキシンの検査につきましては、収穫後の現地検査と合わせて、さらに日本入港時にも税関の検査を受け、すべての項目に合格したピーナッツだけを使用しております。さらに弊社における残留農薬検査、アフラトキシン検査も実施して、安全性について確認しております」といっています。

アフラトキシンは、ナッツ類などに発生する特殊なカビが作る毒素で、非常に発がん性が強く、危険な毒素です。2008年に「事故米」が不正転売されて問題になりましたが、その一部からもアフラトキシンが見つかっています。

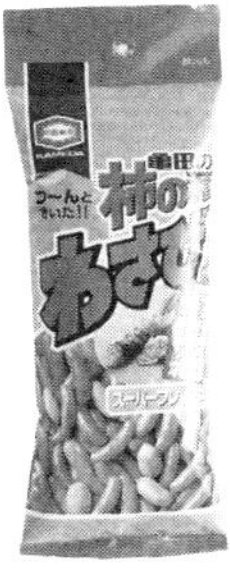

▶使用油　植物油脂(マーガリン)▶原材料名　ピーナッツ(ピーナッツ、食塩、植物油脂〔大豆を含む〕)、米、でん粉、しょうゆ(小麦・大豆を含む)、砂糖、食塩、カツオ節エキス、たんぱく加水分解物(卵・小麦・大豆・鶏・豚を含む)、粉末こんぶ、粉末しょうゆ、カツオエキスパウダー、こんぶエキス、酵母エキスパウダー、粉末わさび、調味料(アミノ酸等)、香辛料抽出物、ソルビトール、香料、パプリカ色素、カラメル色素、乳化剤▶原産国　ピーナッツ＝中(山東省)、コメ＝日、とうもろこしでん粉＝米・日、馬鈴薯でん粉＝日▶脂質　17.9g（1袋90gあたり）▶エネルギー　431kcal（1袋90gあたり）

歌舞伎揚（天乃屋）

歌舞伎揚《かぶきあげ》という名前を知っている人は少ないと思いますが、この揚げせんべいを食べたことのある人は非常に多いと思います。旅館などでもお茶菓子に出されるので、ほとんどの人はどこかで一度は食べたことがあるのではないでしょうか？

歌舞伎揚は、丸い形をした、独特のしょうゆ味の揚げせんべいです。うるち米の香《こう》ばしい味がして、なかなかおいしいのですが、食べたあとに揚げ油のせいか、多少胃がもたれることがあります。

原材料名にある植物油は、天乃屋によれば、「コメ油を主体に、パーム油、コーン油、なたね油も一部使用している」といいます。

コメ油には、不飽和脂肪酸のオレイン酸とリノール酸が多くふくまれています。コーン油となたね油も同様です。パーム油にもオレイン酸がふくまれています。不飽和脂肪酸が大半なので、時間とともに酸化を受けることになります。

不飽和脂肪酸の多い植物油でせんべいを揚げているので、酸化されやすく、過酸化脂質ができやすいことになります。それを1つずつ小袋に入れて、さらに大袋に入れています。小袋に入れることで、空気との接触を減らし、酸化を防いでいます。そのため、ビタミンEなどの酸化防止剤は使われていません。

製造してからそれほど時間がたっていなければ、油の酸化は進まず、有害な過酸化脂質もそれほどできていないと考えられます。ただし、透明な袋なので、光に当たって酸化が起こりやすく、時間が経過すると、どうしても過酸化脂質が増えていってしまうのは避けられないでしょう。

添加物は、「調味料（アミノ酸等）」とカラメル色素が使われています。調味料は、L-グルタミン酸ナトリウムをメインにしたものと考えられます。カラメル色素は、でん粉などを焦《こ》がして作った茶色い色素で、安全性にやや不安があります。

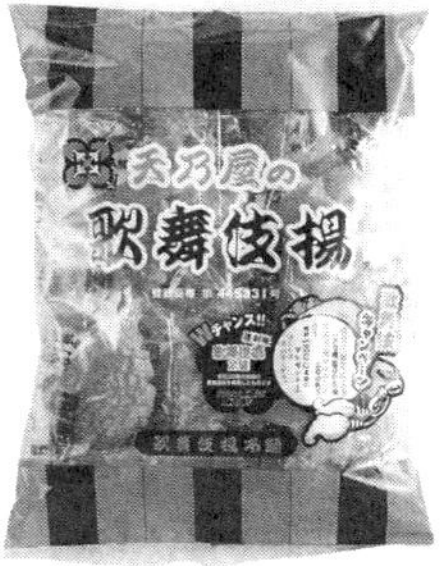

▶使用油　植物油（コメ油、パーム油、コーン油、なたね油）▶原材料名　うるち米、植物油、砂糖、でん粉（小麦を含む）、しょうゆ（大豆・小麦を含む）、果糖ぶどう糖液糖、たん白加水分解物（大豆を含む）、調味料（アミノ酸等）、カラメル色素▶原産国　うるち米＝日・米・豪、しょうゆ＝日▶脂質　3.7g（1枚約12gあたり）▶エネルギー　63.7kcal（1枚約12gあたり）

黒糖かりんとう（東京カリント）

「かりんとうを食べたら、お腹をこわしてしまった」という人はいませんか？「どうしてかりんとうで下痢をするのかな？」と不思議に思うかもしれませんが、それほど不思議でもないのです。

なぜなら、かりんとうは油で揚げてあるからです。時間がたって油が酸化し、過酸化脂質が一定以上できれば、それが原因で下痢をすることはありえるのです。

東京カリントの「職人かたぎ 黒糖かりんとう」は、「大釜《おおがま》で三度揚げて、生地《きじ》をサックリ仕上げ沖縄黒糖を使用した黒蜜《くろみつ》をたっぷり掛けてまろやかに仕上げました」と、袋に表示されています。これが、「職人かたぎ」たる所以《ゆえん》のようです。

原材料名にある植物油脂は、東京カリントによると、「コメ油・ヤシ油を使用している」といいます。コメ油は、米ぬかから作られた油で、不飽和脂肪酸のオレイン酸とリノール酸を多くふくんでいます。

ヤシ油は、ココヤシから作られた油で、飽和脂肪酸のラウリン酸とミリスチン酸を多くふくんでいて、常温では固体で、酸化されにくいとされます。それで、かりんとうを揚げるのに使っているのでしょう。

しかし、コメ油には不飽和脂肪酸が多くふくまれるので、酸化されやすく、時間が経過するにしたがって、有害な過酸化脂質が増えていきます。しかも、揚げるという行為を3度もくり返しているので、それだけ酸化しやすくなり、過酸化脂質ができやすくなると考えられます。

この製品の袋は透明ではないので、光による酸化は起こりにくいと考えられます。ただし、酸化防止剤が添加されていないので、空気にふれることで、酸化は徐々に起こることになります。一見、かりんとうは昔からある自然食のような印象を受けますが、こうした心配な点もあるのです。

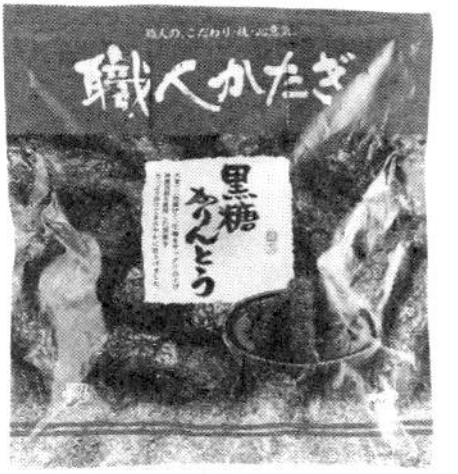

▶使用油　植物油脂(コメ油、ヤシ油)▶原材料名　糖類(砂糖、黒砂糖、水飴、黒糖蜜)、小麦粉、植物油脂、でんぷん、胡麻、小麦たんぱく、でんぷん分解物、イースト、脱脂粉乳、着色料(カラメル)▶原産国　砂糖＝日・泰・韓ほか、黒砂糖＝日、水飴＝日・米ほか、黒糖蜜＝日、小麦粉＝米・加ほか、植物油脂＝日・仏ほか、でんぷん＝米ほか、胡麻＝ミほか、小麦たんぱく＝加、でんぷん分解物＝日・米ほか、イースト＝日、脱脂粉乳＝仏、着色料＝米・日▶脂質　30.4g(1袋160gあたり)▶エネルギー　750kcal(1袋160gあたり)

じゃがりこ・サラダ（カルビー）

「じゃがりこを食べはじめると止まらなくなる」という人が少なくないと思います。その気持ちはよくわかります。あのカリカリとしたなんともいえない食感、舌《した》に染み入ってくるような独特の味。それで、ついつい食べつづけてしまうのでしょう。

原材料名にある「植物油」は、カルビーによると、「パーム油、なたね油、コメ油を使用している」といいます。パーム油は、マレーシアやインドネシアなどに生息するアブラヤシ（オイルパーム）の果肉部分から搾《しぼ》り取った油です。全世界では、大豆油と並んで生産量の多い油です。

パーム油には、飽和脂肪酸のパルミチン酸がもっとも多くふくまれ、ほかに、不飽和脂肪酸のオレイン酸やリノール酸がふくまれています。飽和脂肪酸が多いので融点が高く、常温で固体です。また、比較的酸化されにくいとされます。ラードもそうですが、常温で固体の油で揚げると、揚げ物がカリッとできあがり、冷えてもそれほど変わりません。

なたね油には、オレイン酸とリノール酸が多くふくまれています。コメ油にもオレイン酸とリノール酸が多くふくまれていますが、パルミチン酸もふくまれています。コメ油は、風味が淡白《たんぱく》で、比較的酸化されにくい油です。

じゃがりこにとっても油の酸化は大敵のようで、アルミ箔《はく》を使ったパッケージによって光を遮断《しゃだん》し、酸化の進行を防《ふせ》いでいます。それでも、完全に防ぐことはできないようで、酸化防止剤のビタミンE（V・E）とビタミンC（V・C）を添加しています。

ただし、時間の経過とともに油は徐々に酸化していき、どうしても過酸化脂質ができてしまいます。私の場合、じゃがりこを食べつづけると、しだいに油や食塩などが胃に染みてきて、刺激を感じるようになります。

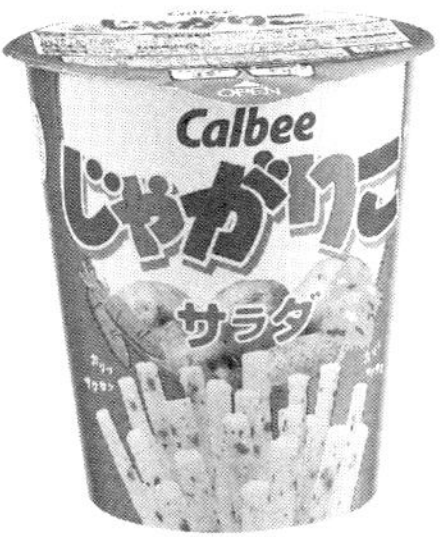

▶使用油　植物油（パーム油、なたね油、コメ油）▶原材料名　じゃがいも（遺伝子組換えでない）、植物油、脱脂粉乳、食塩、デキストリン、にんじん、パセリ、香辛料、砂糖、乳化剤（大豆を含む）、カゼインNa、調味料（アミノ酸等）、酸化防止剤（V.C、V.E）、香料▶原産国　じゃがいも＝日・米、植物油＝東南アジア・日、脱脂粉乳＝日、にんじん＝中、パセリ＝米・独、香辛料＝イン・マレ、砂糖＝中、カゼインNa＝新▶脂質　14.4g（1カップ60gあたり）▶エネルギー　298kcal（1カップ60gあたり）

ソフトサラダ（亀田製菓）

ソフトサラダせんべいの代表格は、亀田製菓の「ソフトサラダ」ですが、油で揚げているので、その酸化が心配されます。

原材料名にある植物油脂は、亀田製菓によれば、「なたね油1種類のみ」だといいます。なたね油は、一価《いっか》不飽和脂肪酸（不飽和の箇所＝二重結合が1つで、不飽和脂肪酸のなかでは酸化を受けにくい）のオレイン酸がもっとも多く、多価《たか》不飽和脂肪酸（不飽和の箇所が2つ以上あり、酸化を受けやすい）のリノール酸も多くふくまれています。そのほか、飽和脂肪酸のパルミチン酸やステアリン酸が少量ふくまれています。

なたね油には不飽和脂肪酸が多く、しかも高温でせんべいを揚げるため、酸化して過酸化脂質ができやすくなります。しかし、この製品には、酸化防止剤は添加されていません。2枚ずつ小袋に入れて密閉し、空気にふれにくくして、酸化を防いでいます。しかし、小袋のなかにも空気はふくまれていますし、しかも袋が透明なので光が入りこんで、酸化が起こりやすくなります。どれだけ酸化を防ぐことができるのかは疑問です。

この製品にはナトリウム（塩分）が、１００gあたり６５０mgふくまれていて、食塩に換算すると、１・６５gとなります。ソフトサラダを１袋（約１５０g）食べると、約９７５mgのナトリウムをとることになり、食塩に換算すると約２・５gとなります。日本人が１日に摂取している食塩の５分の１程度をとることになります。

また、ソフトサラダを１袋食べると、約７００kcalを摂取することになります。これは、１日の摂取カロリーのだいたい３分の１になります。したがって、調子にのってパリパリ食べると、カロリーオーバーになる心配があります。

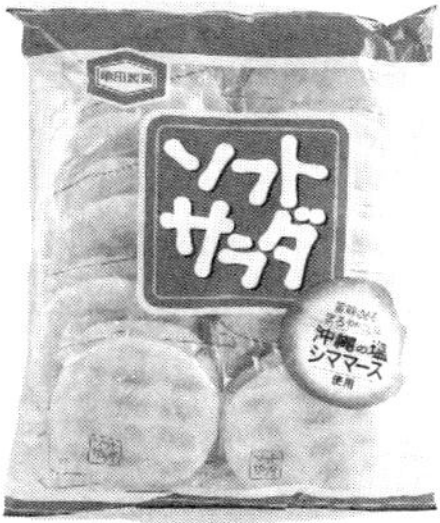

▶使用油　植物油脂（なたね油）▶原材料名　うるち米、でん粉、植物油脂、食塩、カツオエキスパウダー、調味料（アミノ酸等）、植物レシチン（大豆由来）▶原産国　うるち米＝日、とうもろこしでん粉＝米・日、馬鈴薯でん粉＝日▶脂質　17.0g（100gあたり）▶エネルギー　468kcal（100gあたり）

とんがりコーン・焼とうもろこし（ハウス食品）

「カリカリッとした歯ざわりが好き」ということで根強い人気のあるハウスのとんがりコーン。それにしても、あのカリカリ感は独特で、食べはじめると、なかなかやめられなくなります。「米国ゼネラルミルズ社との技術提携によっておいしく仕上げた」（箱の表示）とのことです。

あのカリカリ感は、油で揚げることで出すことができるのです。原材料名には、植物油脂とありますが、ハウス食品によると、「パーム油を使用している」といいます。パーム油は、マレーシアやインドネシアなどに生息するアブラヤシ（オイルパーム）の果肉部分から搾り取った油です。全世界では、大豆油と並んで生産量の多い油です。

パーム油には、飽和脂肪酸のパルミチン酸がもっとも多くふくまれています。ほかに、不飽和脂肪酸のオレイン酸やリノール酸がふくまれています。飽和脂肪酸が多いので融点が高く、常温で固体、しかも酸化されにくい油です。パーム油のように飽和脂肪酸が多く、常温で固体の油で揚げると、揚げ物はカリッと仕上がり、冷えてもそれほど変わらず、酸化も受けにくいのです。

ただし、パーム油といえども、時間がたてば酸化していきます。加熱して揚げているので、なおさらです。そのため、アルミ製の内袋を使って光を遮断《しゃだん》し、さらに紙の箱に入れているのです。また、酸化防止剤のビタミンEを添加しています。

原料のとうもろこしについては、箱に「遺伝子組み換え原料の混入を防ぐため、分別流通されたとうもろこしを使用しています」とあります。これはアメリカ産ですが、同国ではすでに大半が遺伝子組み換えとうもろここです。流通業者に依頼して、遺伝子組み換えでないとうもろこしを輸入しているのでしょうが、貯蔵や運搬などの段階で、組み換えとうもろこしが少量混じってしまう可能性があります。

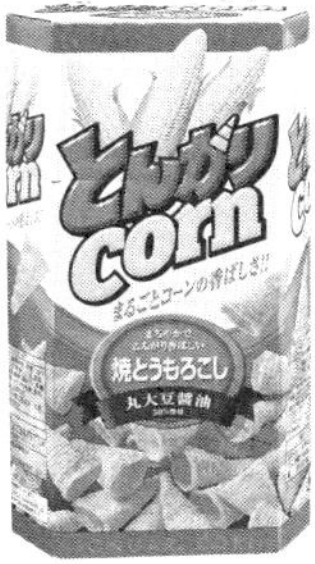

▶使用油　植物油(パーム油)▶原材料名　とうもろこし、植物油脂、砂糖、しょう油シーズニング、粉末しょう油、食塩、たん白加水分解物、調味料(無機塩等)、重曹、カラメル色素、香料、酸化防止剤(ビタミンE)、(原材料の一部に乳成分、小麦、鶏肉、豚肉を含む)▶原産国　とうもろこし＝米、パーム油＝マレ・イン、砂糖＝泰・豪、しょう油シーズニング＝米ほか、粉末しょう油＝米・加ほか、食塩＝日・メキシコ、調味料＝米ほか▶脂質　22.8g(1箱75gあたり)▶エネルギー　406kcal(1箱75gあたり)

ビスコ（江崎グリコ）

ビスコは、体によいというイメージがあります。ビタミンB_1（V．B_1）やB_2（V．B_2）、D（V．D）、カルシウムなどをふくんでいて、テレビでも「子供の体によい」という印象のCMが流されています。

パッケージにも、「おいしくてつよくなる」「ビスコにはおなかにやさしい乳酸菌が入っています。さらに3種類のビタミン、カルシウムもたっぷり。家族みんなのおやつとして、ビスコをどうぞ」と表示されています。

ところが、原材料名を見ると、小麦粉、砂糖の次に「ショートニング」とあります。3番目ですから、原材料のなかで3番目に多いということです。あの独特のサクサク感は、ショートニングを使っているからのようです。一般のショートニングには、平均14％のトランス脂肪酸《しぼうさん》がふくまれています。

さらにマーガリンも使われています。一般のマーガリンには、平均で7％のトランス脂肪酸がふくまれています。

使用されているショートニングは、江崎グリコによると、「なたね油等からできている」といいます。どのくらいトランス脂肪酸がふくまれるのか気になるところですが、「現在日本においてトランス脂肪酸の公定分析法が定められていないため、弊社では含有量の正確な把握《はあく》はおこなっておりません」とのこと。

しかし、ミスタードーナツや日本ケンタッキー・フライド・チキンなどのファーストフード店では、トランス脂肪酸の量を測定しているので、このコメントには合《が》点《てん》がいきません。日本を代表する菓子メーカーとして、もっとトランス脂肪酸の問題を真剣に考えてほしいものです。

また、ビスコには、膨張《ぼうちょう》剤、乳化《にゅうか》剤、香料、調味料（アミノ酸等）といった添加物もふくまれているので、その点も気になるところです。

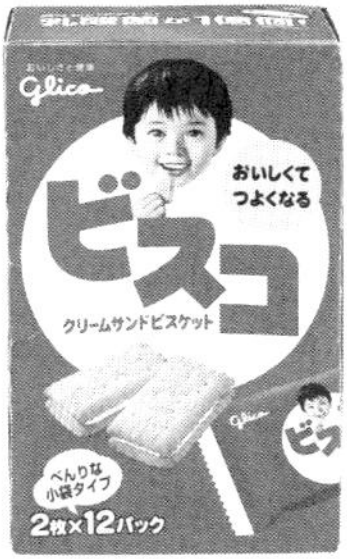

▶使用油　ショートニング（なたね油等由来）、マーガリン▶原材料名　小麦粉、砂糖、ショートニング、乳糖、ミルクシーズニング、加糖練乳、マーガリン、食塩、でん粉、乳酸菌、炭酸Ca、膨張剤、乳化剤、香料、調味料（アミノ酸等）、V.B1、V.B2、V.D、（原材料の一部に大豆を含む）▶原産国　無回答▶脂質　1.5g（1袋8.24gあたり）▶エネルギー　39kcal（1袋8.24gあたり）

プリッツ・サラダ（江崎グリコ）

プリッツはカリッとした触感が特徴ですが、それは植物油で揚げているからです。原材料名を見ると、小麦粉の次に植物油脂と書いてありますので、かなりたくさん使われているのでしょう。ほかに、油としては、マーガリンが使われています。全体の約20％が脂質です。

原材料の植物油脂は、江崎グリコによると、「パーム油からできている」といいます。パーム油は、マレーシアやインドネシアなどに生息するアブラヤシの果肉部分から搾り取った油で、大豆油と並んで生産量の多い油です。

パーム油には、飽和脂肪酸のパルミチン酸がもっとも多くふくまれています。また、不飽和脂肪酸のオレイン酸も同じくらいふくまれています。ほかにリノール酸など飽和脂肪酸が多いので融点が高く、常温では固体です。飽和脂肪酸には酸素が結合しにくいので、酸化されにくいのです。

ただし、パーム油には不飽和脂肪酸も少なくないので、時間がたてば酸化していきます。加熱して揚げているので、なおさらです。そのため、プリッツはアルミ製の内袋を使って酸化を促進する光を遮断《しゃだん》して、さらに紙の箱に入れているのです。

また、酸化を防止する目的で、抗酸化作用のあるビタミンEを添加しています。

マーガリンも使われていますが、これにはトランス脂肪酸がふくまれています。

マーガリンにふくまれるトランス脂肪酸は、平均7％程度です。ちなみにショートニングの場合、平均14％程度です。

したがって、ショートニングほどではありませんが、マーガリンにもけっこうトランス脂肪酸がふくまれていることになります。プリッツを食べすぎるのは、考えものです。

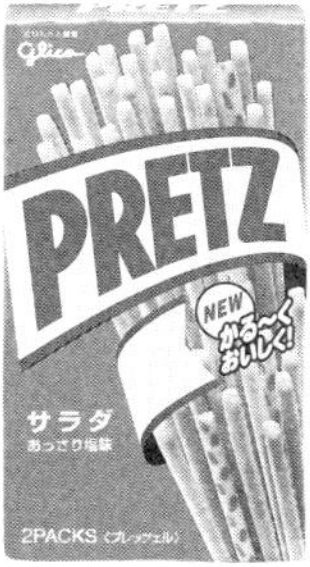

▶使用油　植物油脂（パーム油）、マーガリン▶原材料名　小麦粉、植物油脂、マーガリン、砂糖、酒かす、乾燥マッシュポテト、イースト、食塩、果糖ぶどう糖液糖、モルトエキス、チキンエキスパウダー、コンソメシーズニング、調味料（無機塩等）、香料、酸化防止剤（ビタミンE）、（原材料の一部に乳成分、大豆、豚肉を含む）▶原産国　無回答▶脂質　7.3g（1袋36.5gあたり）▶エネルギー　178kcal（1袋36.5gあたり）

ベビースターラーメン・チキン（おやつカンパニー）

「子供の頃、おやつにベビースターラーメンを食べた」という人は多いと思います。かくいう私も、その一人です。もう40年以上も前のことですが、小学校近くに駄菓子屋があって、そこでベビースターラーメンをどんぶりに入れ、醤油《しょうゆ》をちょっとたらし、湯を入れてもらい、よく食べていたものです。チキン味とめんの独特の食感（最初は歯ごたえがあり、時間がたつとふやけてフニャフニャになる）があって、子供たちに人気がありました。もちろんそのままポリポリかじっている子供もいました。あの味はいまも変わっていないようです。

しかし、最近たまに食べると、口のなかに刺激を感じ、胃がもたれたり、胃粘膜《ねんまく》に刺激を感じることがあります。同じような感覚をもったという人もいるのではないでしょうか？

油は、植物油脂と表示されていますが、おやつカンパニーによれば、「パーム油を使用している」といいます。パーム油は、飽和脂肪酸のパルミチン酸と不飽和脂肪酸のオレイン酸が多くふくまれています。フライを揚げると、カリッと仕上げることができ、酸化も比較的受けにくいので使っているのでしょう。

ただし、パーム油でめんを揚げて、長期間保存がきくようにしているため、その間に油が酸化していきます。酸化は光によって進むので、光を遮断する袋に入れ、また、抗酸化作用のあるビタミンEを添加しています。しかし、完全に酸化を防ぐことは不可能なので、ある程度有害な過酸化脂質ができていると考えられます。

また、「調味料（アミノ酸等）」などの添加物が使われています。調味料は、L-グルタミン酸ナトリウムをメインにしたものと考えられます。味覚を強く刺激するため、子供の頃からこの味に慣れてしまうと、大人になってからL-グルタミン酸ナトリウムが使われていないと、物足りなく感じてしまう味音痴《おんち》になりがちです。

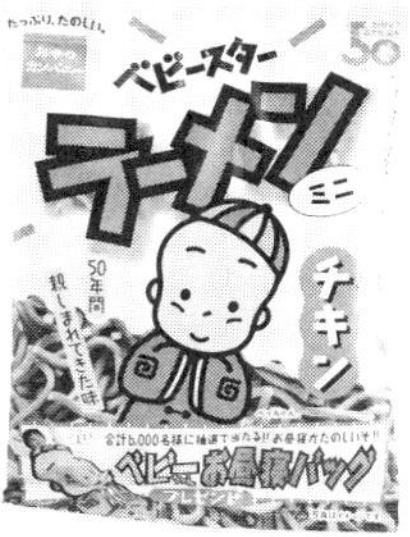

▶使用油　植物油脂（パーム油）▶原材料名　小麦粉、植物油脂、しょうゆ、砂糖、食塩、チキンエキス、たんぱく加水分解物、ミート調味エキス、ミート調味パウダー、酵母エキスパウダー、調味料（アミノ酸等）、炭酸Ca、酸化防止剤（ビタミンE）、（原材料の一部に豚肉、ゼラチンを含む）▶原産国　小麦粉＝主に米、植物油脂（パーム油）＝マレ、しょうゆ＝日（主原料の大豆は米）、砂糖＝泰・日、食塩＝日、チキンエキス＝日▶脂質　4.6g（1袋23gあたり）▶エネルギー　112kcal（1袋23gあたり）

ポテトチップス・のり塩（湖池屋）

ポテトチップスを食べると胃が荒れるという人は多いのではないでしょうか？食べているときはなかなか美味《おい》しいのですが、そのあと胃が刺激されて、気分が悪くなったり、鈍痛を感じたりします。この原因は、植物油の酸化と食塩、それと添加物と考えられます。

代表的な湖池屋の「ポテトチップス・のり塩」の原材料名にある植物油は、同社によると、「コメ油とパーム油を使用している」といいます。

パーム油とコメ油は、比較的酸化されにくい油とされています。それで、ポテトチップを揚げるのに使っているのでしょう。しかし、時間とともに、徐々に酸化が進んでいきます。酸化は光によって進むので、光を遮断《しゃだん》する包装材を使い、密封して防いではいますが、時間がたてば、どうしても過酸化脂質《かさんかししつ》が増えてしまいます。

「食塩の影響は？」と心配している人もいると思います。食塩は、胃の粘膜を保護している粘液を溶《と》かしてしまいます。そのため、胃粘膜が荒れてしまうのです。秋田県や青森県などでは胃がんが多いのですが、食塩を多くふくむ食べ物が多いため、胃の粘膜が荒れてしまい、それが引き金になって、細胞ががん化する確率が高くなると考えられています。

さらに、調味料（アミノ酸等）が、胃粘膜を刺激すると考えられます。これは、合成調味料のL-グルタミン酸ナトリウムを主体としたものです。L-グルタミン酸ナトリウムは、もともとはこんぶに含まれるうまみ成分ですが、人工的に作られたものの場合、胃粘膜が敏感な人は、刺激されたり、胃部不快感におちいったりするようです。

ポテトチップスのコンソメ味には、さらに甘味料、酸味料、香料などいろいろな添加物が使われています。胃がデリケートな人は避けたほうがよいでしょう。

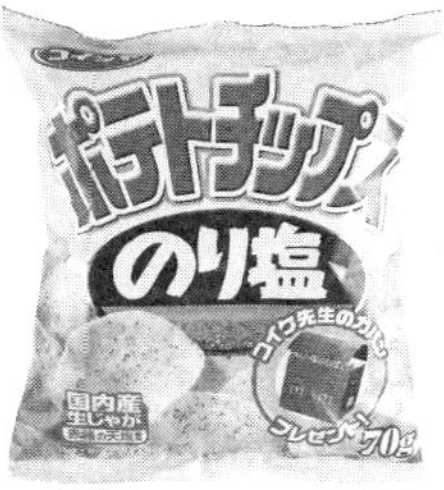

▶使用油　植物油（コメ油・パーム油）▶原材料名　馬鈴薯（遺伝子組換えでない）、植物油、食塩、青のり、唐辛子、調味料（アミノ酸等）▶原産国　馬鈴薯＝日、コメ油＝日、パーム油＝マレ、食塩＝豪の原塩を使用した「赤穂の天塩」、青のり＝日、調味料等＝原料のサトウキビはイン・フィ、タピオカ＝泰▶脂質　23.7g（1袋70gあたり）▶エネルギー　385kcal（1袋70gあたり）

ポテトチップス・のりしお（カルビー）

「湖池屋よりもカルビーのポテトチップスのほうが好き」という人も少なくないと思います。湖池屋とカルビーでは、どこが違うのでしょうか？

のり塩味を比べてみると、湖池屋は馬鈴薯《ばれいしょ》のほかは、「植物油、食塩、青のり、唐辛子、調味料（アミノ酸等）」とシンプルですが、カルビーは、「植物油、食塩、デキストリン、青のり、酵母エキスパウダー、たんぱく加水分解物、オニオンパウダー、唐辛子、こんぶエキスパウダー、かつおエキスパウダー」と、エキスパウダーが多くなっています。これらで味付けして、濃い味を出しているわけです。これらはいずれも添加物ではなく、食品の部類に入ります。

油は、カルビーによると、「コメ油とパーム油を使用」といいます。これは、湖池屋と変わりません。湖池屋の項でも書きましたが、コメ油とパーム油は比較的酸化されにくい油です。ポテトチップスの場合、どうしても油の酸化が問題になりますから、問題の少ないコメ油とパーム油を使っているのでしょう。

また、パーム油は、飽和脂肪酸のパルミチン酸を多くふくんでいて、そのため常温では固体です。ラードでもわかるように、こうした油で揚げると揚げ物がカリッとできて、冷えてもそのままの状態が保たれます。それもあって、パーム油を使っているのでしょう。

カルビーも光を遮断する包装材を使っていますが、時間がたてば、コメ油もパーム油も徐々に酸化は進みますので、それにともなって過酸化脂質は増えていきます。

ちなみにコンソメ味の場合、チキンコンソメパウダーやオニオンエキスパウダーのほかに、「調味料（アミノ酸等）、香料、酸味料、甘味料（ステビア）、カラメル色素、パプリカ色素」などの添加物が加わります。胃が敏感な人は避けたほうがよいと思います。

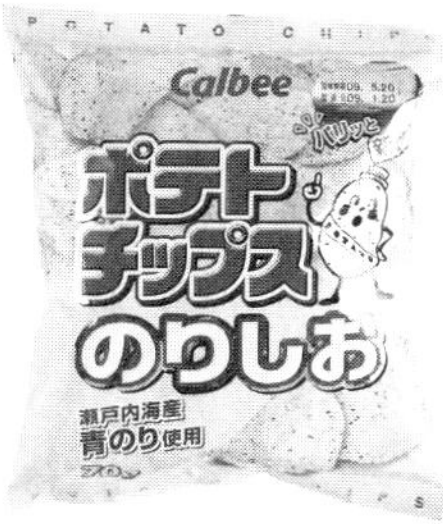

▶使用油　植物油（コメ油・パーム油）▶原材料名　じゃがいも（遺伝子組換えでない）、植物油、食塩、デキストリン、青のり（瀬戸内海産100%使用）、酵母エキスパウダー、たんぱく加水分解物、オニオンパウダー、唐辛子、こんぶエキスパウダー、かつおエキスパウダー▶原産国　じゃがいも＝日、植物油＝東南アジア・日、食塩＝日、デキストリン＝泰、青のり＝日、酵母エキスパウダー＝泰、たんぱく加水分解物＝泰・ペル・日、オニオンパウダー＝米・日、唐辛子＝中、こんぶエキスパウダー＝泰・中・日、かつおエキスパウダー＝泰・日▶脂質　24.8g（1袋70gあたり）▶エネルギー　390kcal（1袋70gあたり）

ムーンライトクッキー（森永製菓）

「小腹が空いたときは、クッキーを食べる」という人は多いと思います。「食事代わりに食べている」という人も少なくないのでは。クッキーは、卵やバターなどから作られているので、栄養価が高いというイメージがあります。

ただ、ムーンライトは気になる点があるのです。ショートニングとマーガリンを使っていることです。ショートニングは、水分をふくまず、常温で固体です。そのため、小麦粉にショートニングを混ぜて焼くと、サクサクした感じをもたせることができるのです。マーガリンは、バターの代わりといえます。

ところが、ショートニングとマーガリンには、「悪玉脂肪《あくだましぼう》」のトランス脂肪酸が多くふくまれているのです。とくにショートニングの場合、一般にトランス脂肪酸が平均14％程度ふくまれています。マーガリンも、製品によってバラつきがありますが、平均7％程度ふくまれています。

原材料名にあるショートニングは、森永製菓によると、「パーム油、なたね油、コーン油由来のもの」だといいます。つまり、これらの油に水素を結合させて（水素添加）、不飽和脂肪酸を飽和脂肪酸に変化させて、常温でも固体のショートニングを作るのです。

しかし、この水素添加によって、トランス脂肪酸ができてしまうのです。また、マーガリンの場合、水素添加してできた硬《こう》化《か》油《ゆ》（固体状の油）とふつうの植物油を混ぜて作るので、やはりトランス脂肪酸がふくまれてしまいます。

同社では、「トランス脂肪酸につきましては、製品ごとの分析はしておりませんが、ビスケット、クッキー類の総重量の1〜3％と言われております」といっています。ムーンライト1箱（16枚入り）は136gですから、1・36〜4・08gのトランス脂肪酸がふくまれることになります。

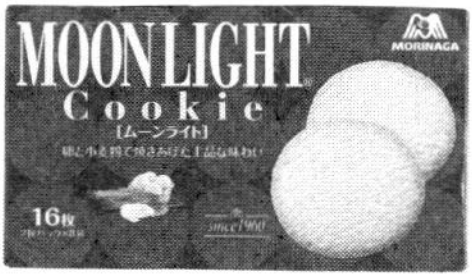

▶使用油　ショートニング（パーム油、なたね油、コーン油）、バターオイル、マーガリン、植物油脂▶原材料名　小麦粉、砂糖、ショートニング、鶏卵、バターオイル、植物油脂、マーガリン、食塩、香料、乳化剤（大豆由来）、着色料（カロテン）、膨張剤▶原産国　小麦粉＝米・豪・日、砂糖＝豪・泰・南ア・キュ・ブ、牛乳＝日、ショートニング＝日・フィ・加▶脂質　2.3g（1枚8.5gあたり）▶エネルギー　44kcal（1枚8.5gあたり）

リッツ（ヤマザキナビスコ）

リッツの上にチーズをのせて食べるのを好む人はけっこう多いと思います。チーズとリッツのサクッとした歯ざわりが合うようです。原材料の植物油脂は、ヤマザキナビスコによると、「パーム油とヤシ油となたね油を使っている」といいます。

パーム油は、マレーシアやインドネシアなどに生息するアブラヤシ（オイルパーム）の果肉部分から搾り取った油で、全世界では、大豆油と並んで生産量が多い油。パーム油には、飽和脂肪酸のパルミチン酸と不飽和脂肪酸のオレイン酸が多くふくまれています。

パーム油は、飽和脂肪酸が多いので融点が高く、常温で固体です。また、比較的酸化されにくいとされます。ラードもそうですが、常温で固体の油で揚げると、揚げ物がカリッとして、冷えてもそれは変わりません。

「パーム油とヤシ油は、どう違うの？」と疑問に思う人もいるかもしれません。ヤシ油は、フィリピンやインドネシアなどに生息するココヤシの果実から搾った油です。飽和脂肪酸のラウリン酸が多くふくまれ、ほかにミリスチン酸やパルミチン酸などの飽和脂肪酸が多くふくまれるため、常温では固体です。比較的酸化されにくい油ですが、水に分解されやすいという欠点があります。

なたね油はもっともポピュラーな食用油で、オレイン酸とリノール酸が多くふくまれます。

なたね油の原料となる菜種は、日本ではほとんど栽培されておらず、カナダやオーストラリアなどから輸入されています、カナダの菜種の大半は、遺伝子組み換えされたものです（189ページ参照）。

リッツはサクサクした歯ざわりがウリですが、トランス脂肪酸をふくむショートニングを使っていないので、その点が評価できます。

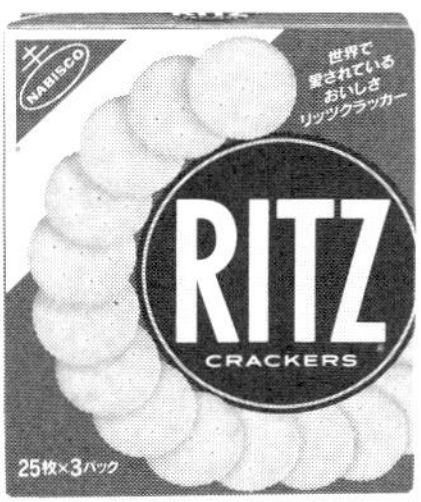

▶使用油　植物油脂（パーム油、ヤシ油、なたね油）▶原材料名　小麦粉、植物油脂、砂糖、ぶどう糖果糖液糖、食塩、モルトエキス、膨張剤▶原産国　小麦粉＝米、植物油脂＝マレ・イン・豪、砂糖＝日・豪・泰、ぶどう糖果糖液糖＝米・アル、食塩＝日・メキ・豪、モルトエキス＝加・英▶脂質　22.3g（1パック25枚＝85gあたり）▶エネルギー　438kcal（1パック25枚＝85gあたり）

Ⅵ　マーガリン・加工食品

ＥＰＡ、ＤＨＡのサプリメント（小林製薬）

サプリメントは、カプセルに入ったり錠剤だったりと、薬と似ていますが、薬と違って、人の臨床《りんしょう》試験で効果が確認されたものではありません。もし効果をうたっていたら、それは薬事法違反になります。

ＥＰＡ（エイコサペンタエン酸）を多くふくむアザラシや青身魚を食べていたイヌイット（エスキモー）の人たちに、動脈硬化《こうか》や心臓病が少ないというのは事実です。そうした研究結果があるからです。しかし、ＥＰＡのサプリメントを食べたからといって、動脈硬化が防げるかは不明です。市販の個別の商品については、効果を確認する臨床試験がおこなわれていないからです。

主に魚にふくまれる、ＤＨＡ（ドコサヘキサエン酸）は、ＥＰＡと同じように動脈硬化を防いで、心筋梗塞《しんきんこうそく》や脳梗塞が起こりにくくなるといわれていますが、それをふくむサプリメントをとって、動脈硬化を防ぐことができるかはわかりません。

ＥＰＡとＤＨＡは非常に酸化しやすい脂肪酸《しぼうさん》なので、ソフトカプセルに入れられていますが、それで酸化が完全に防げるかは疑問です。酸化すれば、有害な過酸化《かさんか》脂《し》質《しつ》ができることになります。

サントリーからは「アラビタ」というサプリメントが出ています。ＤＨＡと不飽和脂肪酸のアラキドン酸を配合したもので、１８０粒（１日摂取《せっしゅ》目安量は６粒）で６３００円もします。

アラキドン酸は脳や血液、皮膚《ひふ》などにふくまれ、体内でリノール酸からつくられますが、その量が限られているので、外から補う必要があるとされます。ただし、肉類やレバー、卵、魚介類などに多くふくまれるので、それらを食べればサプリからとる必要はありません。また、アラキドン酸をとりすぎると、アレルギーを起こしやすくなるので、注意が必要です。

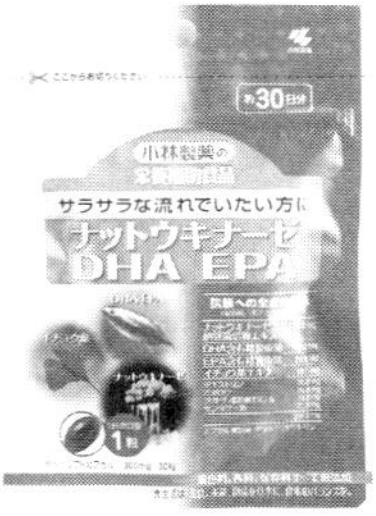

▶使用油　DHA含有精製魚油、サフラワー油、EPA含有精製魚油▶原材料名　DHA含有精製魚油、ゼラチン、デキストリン、サフラワー油、EPA含有精製魚油、イチョウ葉エキス、ナットウキナーゼ含有納豆菌培養エキス、グリセリン、ミツロウ、グリセリン脂肪酸エステル▶原産国　DHA含有精製魚油＝日・台・米・加・ブ、ゼラチン＝日・米、デキストリン＝欧州、サフラワー油＝米、EPA含有精製魚油＝ペル・米・豪、イチョウ葉エキス＝中、ナットウキナーゼ含有納豆菌培養エキス＝米・欧州、ミツロウ＝新・タン、グリセリン脂肪酸エステル＝マレ・フィ・日▶脂質　0.22g（1粒0.475gあたり）▶エネルギー　2.9kcal（1粒0.475gあたり）

油揚げ（太子食品工業）

油揚げは、薄く切った豆腐を油で十分に揚げたものです。ちなみに、厚揚げ（生揚げ）は、豆腐を厚く切って軽く揚げたものです。

どちらも豆腐を油で揚げているので、油の酸化が気になるところです。とくに揚げてから時間がたつと、酸化が進んで過酸化脂質ができやすくなるので、注意しなければなりません。

油揚げや厚揚げは、地方の中小メーカーで製造された製品が多いのですが、太子食品工業（本社・青森県三戸町）の「日光上人《しょうにん》あげ」は、国産の丸大豆（遺伝子組み換えでない）を使って豆腐を作り、それをコメ油で揚げています。

なお、この会社は早くから遺伝子組み換え大豆を使用しないことを会社の方針にしていて、それは一貫して変わらないようです。その理由は、「自分が安心して食べられないものを、販売することはできない」という、もっともなものです。

コメ油は、米ぬかから作られた油で、オレイン酸とリノール酸を多くふくんでいます。風味は淡白《たんぱく》で、比較的酸化しにくい油です。そのため、油揚げに使われているのでしょう。賞味期限が短く設定されているので、それほど油が酸化することはないと考えられます。

食品添加物は、豆腐用凝固《ぎょうこ》剤として塩化マグネシウムが使われています。塩化マグネシウムは、海水にふくまれる成分で、安全性に問題はありません。また、消泡《しょうほう》剤には、レシチンと炭酸マグネシウムが使われています。

炭酸マグネシウムは、膨張《ぼうちょう》剤としても使われますが、とくに問題となるような毒性は見当たりません。レシチンは、もともと大豆にふくまれる成分なので、心配はありません。

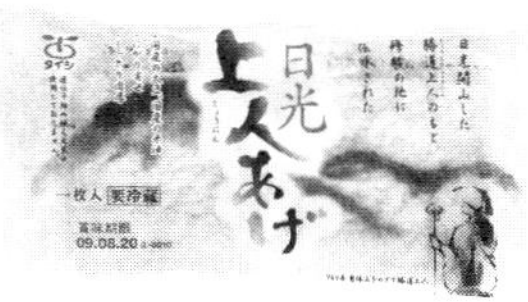

▶使用油　コメ油▶原材料名　丸大豆（国産〔遺伝子組み換えでない〕）、食用コメ油、豆腐用凝固剤（塩化マグネシウム〔にがり〕）、消泡剤（レシチン、炭酸マグネシウム）▶原産国　丸大豆＝日、コメ油＝日、塩化マグネシウム（にがり）＝中、レシチン＝米・ブ、炭酸マグネシウム＝日▶脂質　21g（1枚あたり）▶エネルギー273kcal（1枚あたり）

小岩井マーガリン・醗酵風味（小岩井乳業）

「小岩井マーガリンは、ほかのマーガリンと違って高級感があって、安心できる感じがする」と思っている人も多いでしょう。

しかし、残念ながら、小岩井マーガリンにもトランス脂肪酸《しぼうさん》はふくまれているのです。どんなマーガリンであろうと、植物油に人工的に水素添加をおこなっていることに変わりありません。

原材料名に食用精製加工油脂《ゆし》とありますが、これは、植物油に水素を添加して半固形状にしたものです。小岩井乳業によると、「コメ油、パーム油、ヤシ油を使っている」とのことで、これらの油に水素添加がおこなわれています。食用植物油脂は「コメ油とパーム油」だといいます。精製加工油脂と植物油脂を混ぜて、さらに食塩や色素などを加えて、マーガリンが作られているのです。

コメ油は、米ぬかから搾《しぼ》った油で、オレイン酸とリノール酸が多くふくまれます。パーム油は、マレーシアやインドネシアなどに生息するアブラヤシ（オイルパーム）の果肉部分から搾り取った油で、飽和《ほうわ》脂肪酸のパルミチン酸が多く、ほかに、不飽和脂肪酸のオレイン酸やリノール酸も多くふくまれます。

ヤシ油は、フィリピンやインドネシア、インドなどに生息するココヤシの果実から搾った油です。飽和脂肪酸のラウリン酸が多くふくまれるため常温では固体です。

同社によると、「小岩井マーガリン・醗酵《はっこう》風味」の場合、トランス脂肪酸が「10g（1枚のパンにぬる目安量）あたり約0・27gふくまれる」といいます。つまり、約2・7％ふくまれているということです。

一般にマーガリンには、平均で7％のトランス脂肪酸がふくまれているので、それよりは少ないことになります。しかし、一般の植物油にふくまれるトランス脂肪酸は平均で1・4％なので、それよりは多いことになります。

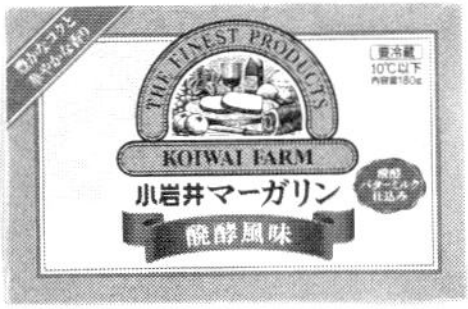

▶使用油　食用植物油脂(コメ油、パーム油)、食用精製加工油脂(コメ油、パーム油、ヤシ油)、醗酵バターミルク▶原材料名　食用植物油脂、食用精製加工油脂、バターミルク(醗酵)、食塩、乳化剤、香料、酸化防止剤(ビタミンE)、カロテン色素、(原材料の一部に乳成分、大豆を含む)▶原産国　コメ油＝日、パーム油＝マレ、ヤシ油＝フィ、発酵バターミルク＝日、食塩＝日▶脂質82.1g（100gあたり）▶エネルギー　743kcal（100gあたり）

コーンソフト（明治乳業）

明治のマーガリンといえば、なんといっても「明治コーンソフト」。スーパーなどで売られている製品は、ほとんどがこれです。

原材料名に植物油脂とありますが、これは主にコーン油です。食用精製加工油脂には大豆油も使われていて、これらに水素添加がおこなわれています。そのため、トランス脂肪酸ができてしまいます。

しかし、同社は雪印乳業のようにトランス脂肪酸のデータを公開していません。2006年夏、『週刊金曜日』という雑誌にトランス脂肪酸の記事を執筆した際に、同社に取材したところ、次のような答えが返ってきました。

「日本人のトランス脂肪酸の1日あたりの摂取《せっしゅ》量が非常に少ないので、日本人の現状では、トランス脂肪酸の摂取による健康への影響は問題ないと考えている。当社としては、製品にふくまれるトランス脂肪酸の量は公表できない」

ベストセラー『新・食べるな危険』（小若順一著、講談社）には、各社のマーガリンにふくまれるトランス脂肪酸の分析値がのっているのですが、「明治コーンソフト」は、9・04%となっています。『危険な油が病気を起こしてる』(中央アート出版社)では、10・9%です。

ただし、その後、明治乳業ではトランス脂肪酸の量を減らす努力をしたようです。2009年4月に問い合わせたところ、「トランス脂肪酸に関しては、パンに塗っていただく1回の目安量となる10gあたり0・1〜0・2gになります」とのこと。つまり、1〜2%ふくまれるということです。

一般にマーガリンには平均で7%のトランス脂肪酸がふくまれているので、それよりはだいぶ少ないことになります。また、一般の植物油のトランス脂肪酸の含有量は平均で1・4%なので、それと同レベルか、やや多いということになります。

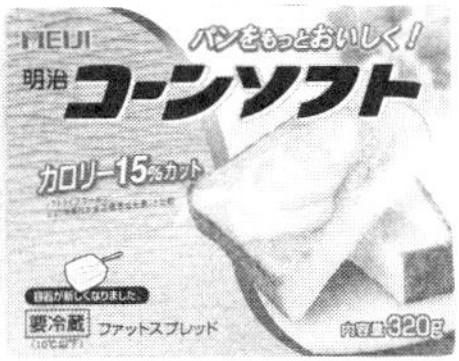

▶使用油　植物油脂(主にコーン油)、食用精製加工油脂(コーン油、大豆油)▶原材料名　植物油脂、食用精製加工油脂、食塩、粉乳、乳化剤、香料、着色料(β-カロチン)、(その他大豆由来原材料を含む)▶原産国　コーン油・大豆油＝米・加・ブ▶脂質　7.1g(10gあたり)▶エネルギー　64kcal(10gあたり)

さつま揚げ（紀文）

さつま揚げは、タラやニシンなどのすり身を、文字どおり油で揚げたものです。魚肉と油のうまみが合わさって、独特のおいしさがあり、おでんに入れても、お酒のつまみにもピッタリです。

大手練《ね》り製品メーカーの紀文のさつま揚げには、「体にやさしい米油で揚げました」と表示されています。紀文によると、「コメ油のみ使用」とのことです。

コメ油には、不飽和脂肪酸のオレイン酸とリノール酸が多くふくまれています。また、飽和脂肪酸のパルミチン酸やステアリン酸もふくまれています。コメ油は、においがあまりなく、抗酸化作用のあるビタミンEが多くて酸化もしにくいので、使いやすい油といえます。

それでも高温で揚げることになり、製造してから消費者が口に入れるまで、ある程度の時間がかかりますから、酸化による過酸化脂質の生成が気になるところです。

試しにこの製品を全部焼いて食べてみましたが、それほど胃への刺激はありませんでした。ただし、多少胃が重い感じになり、もたれる感じになりました。また、ゲップが出ました。

賞味期限が短いので、製造されてから消費者が口にするまでの間に、油が酸化することはそれほどないと思うのですが、それでも多少は酸化しているのかもしれません。あるいは揚げ油自体が酸化している可能性もあります。

また、添加物の調味料の味が口に残りました。かなり調味料が使われているようです。何種類もの魚肉を使っているのですから、いろいろなアミノ酸がふくまれ、うまみは十分あるはずです。わざわざ調味料で味付けしなくてもいいのではないでしょうか。

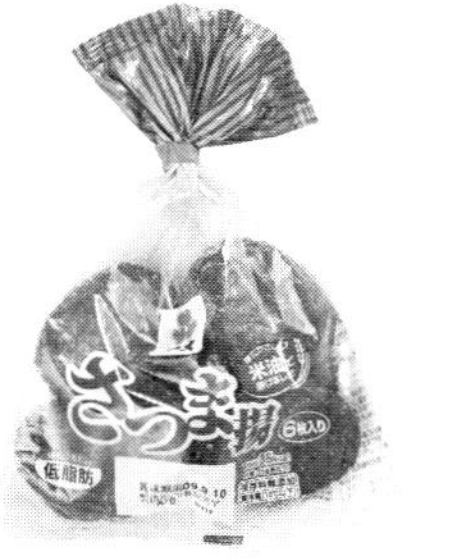

▶使用油　植物油(コメ油)▶原材料名　魚肉、でん粉、大豆たん白、食塩、ぶどう糖、砂糖、卵白、植物油、焼酎、ソルビット、調味料(アミノ酸等)▶原産国　スケソウダラ＝日、ホッケ＝日、ニシン＝アラ、イトヨリダイ＝泰、でん粉＝日・泰、大豆たん白＝米、食塩＝日、ぶどう糖＝日、砂糖＝韓、卵白＝欧州、植物油＝日、焼酎＝ベト、ソルビット＝日、調味料(アミノ酸等)＝日・韓・台・ベト▶脂質　3.9g(1包装150gあたり)▶エネルギー　217kcal(1包装150gあたり)

シーチキンファンシー（はごろもフーズ）

一時期非常に人気のあったツナ缶ですが、いまはやや下火のようです。それでも、スーパーやコンビニでは、はごろもフーズの製品を中心に売られています。シーチキンファンシーの原材料は、びんながまぐろで、さらに綿実《めんじつ》サラダ油がたっぷり使われています。

サラダ油とは、「サラダ料理などに使う生《なま》でも使える食用油」のことです。ふつう大豆油となたね油を使うことが多いのですが、この製品には、綿実油のみが使われています。

綿実油は、綿花《めんか》の種子から抽出《ちゅうしゅつ》されるもので、風味がよく、不飽和脂肪酸のリノール酸が半分以上と多く、ほかにオレイン酸、飽和脂肪酸のパルミチン酸やステアリン酸がふくまれています。比較的酸化しにくいとされます。

綿実の主な生産地はアメリカや中国、インドなどですが、大豆やなたねと同様に遺伝子組み換えされた品種が作られていて、アメリカではその栽培が増えています。

ただし、植物油の場合、抽出された油に、タンパク質はふくまれていません。これは、綿実油も大豆油もなたね油も同じことです。

したがって、組み換えされた遺伝子によって作られたタンパク質も、また、その遺伝子も油にはふくまれていないはずです。しかし、それでも、「遺伝子組み換えされたものはいやだ」という人も少なくないようです。

缶詰は、密封された状態になっていて、しかもツナ缶の場合、中身が缶にぴったり詰められていますから、油が空気と接することはほとんどないと考えられます。

したがって、酸化の心配はほとんどないでしょう。

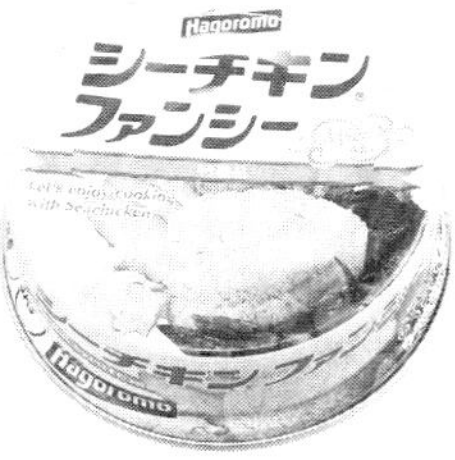

▶使用油　綿実油▶原材料名　びんながまぐろ、綿実サラダ油、食塩、野菜エキス、調味料（アミノ酸等）▶原産国　びんながまぐろ＝中西部太平洋、綿実サラダ油＝米・豪・ブ、食塩＝日、野菜エキス（にんじん＝中、キャベツ＝日、たまねぎ＝中）、調味料（サトウキビ・タピオカ＝泰・フィ・ベト、コーン＝泰・イン）▶脂質　16.6g（1缶60gあたり）▶エネルギー　221kcal（1缶60gあたり）

ドレッシング・和風醤油ごま入（キユーピー）

市販のドレッシングのなかには、上半分くらいが油のものがあります。「あの油はいったい何で、問題はないのだろうか？」と思っている人も多いと思います。ドレッシングはいろいろなメーカーから出ていますが、代表格はやはりキユーピーの製品でしょう。その一つ、「和風醤油《しょうゆ》ごま入ドレッシング」に使われている食用植物油脂は、キユーピーによると、「大豆油、なたね油、ごま油」だといいます。大豆油となたね油はキユーピーマヨネーズにも使われていますが、さらにごま油が加わったということです。

大豆油となたね油は、マヨネーズの項（160ページ）を参照してください。どちらも不飽和脂肪酸のリノール酸とオレイン酸を多くふくみ、ほかに飽和脂肪酸のパルミチン酸やステアリン酸などをふくんでいます。

ごま油は、ごまの種子から油を搾《しぼ》ったものです。ごまの主な産地は、インド、中国、ミャンマー、スーダンなどで、日本ではほとんど生産されていません。

ごま油には、リノール酸とオレイン酸が多くふくまれています。ほかに、パルミチン酸と、ステアリン酸もふくまれています。ごま油は、中華料理などに使われることが多く、また、天ぷら油として調合されることもあります。

ドレッシングは瓶《びん》に入っていて、密封されて空気との接触も少ないので、未開封の状態なら、なかの油が酸化されることは、ほとんどないといえるでしょう。したがって、有害な過酸化脂質もほとんどできていないでしょう。油が多く（油は水分をふくまないので、腐りません）、殺菌《さっきん》効果のある酢もふくまれているので、保存料を添加しなくても、一定期間保存がききます。

ただし、添加物の調味料（アミノ酸）や増粘剤《ぞうねん》（キサンタンガム）がふくまれているので、そのあたりが多少気になるところです。

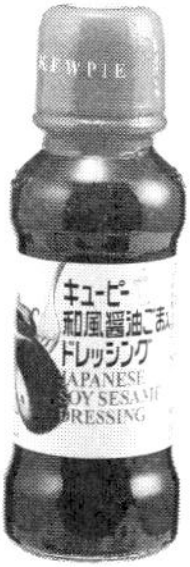

▶使用油　食用植物油脂(大豆油、なたね油、ごま油)▶原材料名　しょうゆ、醸造酢、食用植物油脂、ぶどう糖果糖液糖、コメ発酵調味料、ごま、調味料(アミノ酸)、食塩、豆板醤、ローストオニオンパウダー、増粘剤(キサンタンガム)、にんにく、香味食用油、香辛料抽出物、(原材料の一部に乳成分・小麦・鶏肉を含む)▶原産国　しょうゆ＝日、醸造酢＝日、大豆油・なたね油＝加・米、ごま油＝日、ぶどう糖果糖液糖＝日、コメ発酵調味料＝日、ごま＝グア、調味料(アミノ酸)＝ベト、食塩＝メキ、豆板醤＝日、ローストオニオンパウダー＝日、増粘剤(キサンタンガム)＝米、にんにく＝中、香味食用油＝日、香辛料抽出物＝日▶脂質3.0g(大さじ約1杯15gあたり)▶エネルギー　36kcal(大さじ約1杯15gあたり)

ネオソフト（雪印乳業）

「マーガリンは、やっぱり雪印が一番」と思っている人も多いと思います。2000年6月に発生した牛乳食中毒事件で、地に落ちた感のある雪印乳業ですが、それでもマーガリン市場ではまだまだ他の追随《ついずい》を許さないといった感じです。

しかし、いまやマーガリンは四面楚歌《しめんそか》といった状態です。マーガリンにふくまれるトランス脂肪酸の害がクローズアップされているからです。

ベストセラー『病気にならない生き方』（サンマーク出版）の著者・新谷弘実《しんやひろみ》医師は、その本のなかで「患者さんに食事法の指導をするときにも、『もし家にマーガリンがあったら、すぐに捨てなさい』といっているほどです」と書いています。マーガリンにふくまれるトランス脂肪酸を問題視しているのです。

トランス脂肪酸は、体内の悪玉《あくだま》（LDL）コレステロールを増やし、逆に善玉《ぜんだま》（HDL）コレステロールを減らして動脈硬化などを引き起こし、心臓疾患《しっかん》のリスクを高めることがわかっています。また、喘息《ぜんそく》やアトピー性皮膚炎《ひふえん》などを引き起こす心配があり、大量に摂取することで、高齢者が認知症になりやすくなるともいわれています。

ネオソフトの原材料には、主として大豆油、パーム油、なたね油が使われていて、それらに水素添加をおこなって、固体にします（これを硬化油《こうかゆ》という）。それとふつうの植物油や食塩、色素などを混ぜてマーガリンを作っているのです。しかし、水素添加をおこなうことで、どうしてもトランス脂肪酸ができてしまうのです。

雪印乳業の発表では、ネオソフトには、10g中に0・3gのトランス脂肪酸がふくまれるといいます。つまり、3％ふくまれることになります。それほど多い量とはいえませんが、一般の植物油にふくまれるトランス脂肪酸は平均1・4％なので、それに比べると多いことになります。

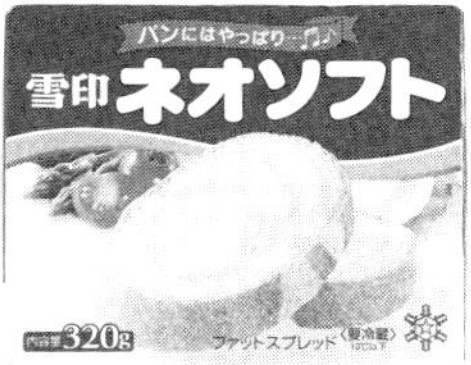

▶使用油　食用植物油脂および食用精製加工油脂（大豆油、パーム油、なたね油）▶原材料名　食用植物油脂、食用精製加工油脂、食塩、粉乳、乳化剤、香料、着色料（カロテン）、（原材料の一部に大豆を含む）▶原産国　大豆油・なたね油＝米・加、パーム油＝東南アジア（マレなど）▶脂質　70.6g（100gあたり）▶エネルギー　638kcal（100gあたり）

マヨネーズ（キユーピー）

マヨネーズといえば、なんといってもキユーピーでしょう。主な原材料は、卵黄と酢、それと植物油です。

原材料名にある食用植物油脂は、キユーピーによると、「大豆油となたね油」だといいます。大豆油は、不飽和脂肪酸のリノール酸やオレイン酸を多くふくみ、ほかにα《アルファ》-リノレン酸も少量ふくんでいます。α-リノレン酸は、体内で必要に応じてEPA（エイコサペンタエン酸）やDHA（ドコサヘキサエン酸）に変化します。これらは動脈硬化を予防する優れものです。

ただし、原材料となる大豆は遺伝子組み換えである可能性が大です。大豆はアメリカから主に輸入されていますが、そこでは大半が遺伝子組み換えされたものだからです。

なたね油も、オレイン酸やリノール酸を多くふくみ、α-リノレン酸を少量ふくんでいます。なたねの生産地は、カナダ、中国、インド、オーストラリア、フランスなどで、日本は、カナダやオーストラリアなどから100%近く輸入しています。

なたねの場合も、大豆と同様に遺伝子組み換えされた品種が多く栽培《さいばい》されていて、カナダでは、ほとんどが遺伝子組み換えなたねになっています。したがって、日本に輸入されているなたねも、遺伝子組み換えされたものが多いのです。

マヨネーズには、栄養価の高い卵黄が使われているにもかかわらず、保存料は使われていません。酢が配合され、それが防腐剤の役割をはたしているからです。

また、植物油が多いことも、保存料を入れなくてすむ理由です。油は水分をふくんでいないため、それ自体では腐らないのです。マヨネーズには油が70％以上ふくまれています。

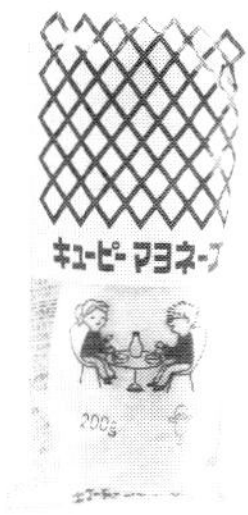

▶使用油　植物油(大豆油、なたね油)▶原材料名　食用植物油脂(大豆を含む)、卵黄、醸造酢(りんごを含む)、食塩、調味料(アミノ酸)、香辛料、香辛料抽出物▶原産国　大豆油・なたね油＝加・米、卵黄＝日・米、醸造酢＝日、食塩＝メキ、調味料(アミノ酸)＝ベト、香辛料＝加、香辛料抽出物＝蘭▶脂質　11.2g（1食分15gあたり）▶エネルギー　100kcal（1食分15gあたり）

ラーマ・バターの風味（J－オイルミルズ）

「雪印や明治のマーガリンより、ラーマのほうが好き」という人もなかにはいるでしょう。私も昔は、ラーマのマーガリンをよく使っていたものです。もちろんその頃は、トランス脂肪酸のことなど問題にはなっていませんでしたが……。

「ラーマ・バターの風味」の食用植物油脂は、J－オイルミルズ（味の素の関連会社）によると、「大豆油、なたね油、コーン油、パーム油」だといいます。食用精製加工油脂は、「パーム油、大豆油、なたね油」に水素添加をおこなったものです。この際に、トランス脂肪酸ができてしまいます。

２００６年夏、『週刊金曜日』にトランス脂肪酸の記事を書いた際、ユニリーバ・ジャパン（このときは、同社がラーマ製品を販売していました）のホームページを調べたところ、トランス脂肪酸の含有量について、次のように書かれていました。

「ラーマ製品は食用植物油を原料に製造しています。原料が農作物であり、脂肪酸組成《そせい》にばらつきが出るため、数値に幅がありますが、『ラーマ プロ・アクティブ』

で、約1％、その他のラーマ製品で約7～11％ふくまれています（自社測定）」

その際、同社では「日本では、いまのところ脂肪の摂取が少なく、トランス脂肪酸の摂取も少ないので、バランスのよい食生活を送ってもらえれば、健康への影響はないと考えている」と、コメントしていました。

その後、ラーマ製品の販売権は、Ｊ-オイルミルズに譲渡《じょうと》され、現在は、この会社が販売しています。同社によると、「２００８年６月末に製造方法を変えていて、製品にふくまれるトランス脂肪酸は３％未満になっています」といいます。トランス脂肪酸の問題がクローズアップされたため、その生成を少なくする製造方法に変えたようです。

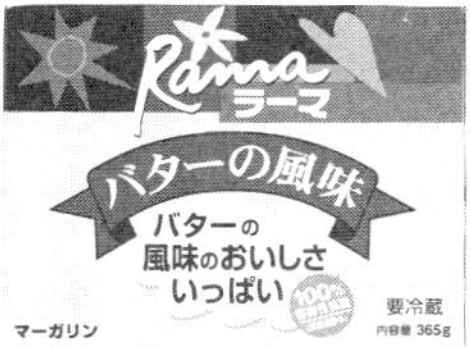

▶使用油　食用植物油脂（大豆油、なたね油、コーン油、パーム油）、食用精製加工油脂（パーム油、大豆油、なたね油）▶原材料名　食用植物油脂、食用精製加工油脂、食塩、粉乳、乳化剤、香料、クエン酸、着色料（カロテン）、（原材料の一部に大豆を含む）▶原産国　大豆油＝米・ブ、なたね油＝加・豪、パーム油＝マレ▶脂質　81.4g（100gあたり）▶エネルギー　735kcal（100gあたり）

ラーマ プロ・アクティブ（J-オイルミルズ）

「ラーマ プロ・アクティブ」は、厚生労働省が許可したトクホ（特定保健用食品）のマーガリンです。

この製品には、「コレステロールを下げる」という大きな表示があります。箱の裏には、「コレステロールの吸収を抑制する働きのある植物ステロールエステルの配合により、血中コレステロール、特にLDLコレステロール（悪玉コレステロール）を下げるのが特長です。健康維持《いじ》にはもちろん、コレステロールが高めの方におすすめします」とあります。これは、厚生労働省が認めた許可表示です。

植物ステロールは、植物の細胞を構成する重要な成分で、多くの種類がありますが、コレステロールと構造が似ていて、コレステロールが体内に吸収されるのを妨《ぼう》害《がい》します。そして、植物ステロールは吸収されずに体外に排出されてしまうので、結果的に血液中のコレステロールが減ることになるのです。

「ラーマ プロ・アクティブ」の食用植物油脂は、J-オイルミルズによると、「大豆油となたね油」だといいます。食用精製加工油脂は、「パーム油」に水素を添加させたものです。これらを混ぜて、さらに植物ステロールエステル（植物ステロールとリノール酸などの脂肪酸を結合させたもので、体内で植物ステロールと脂肪酸とに分かれる）や食塩などを加えて、製品が作られているのです。

２００６年夏の時点で、この製品を販売していたユニリーバ・ジャパンのホームページには、トランス脂肪酸の量は約１％となっていました。その後、J-オイルミルズが販売権を獲得して販売していますが、同社によると、「トランス脂肪酸の量は１％未満」とのことで、以前とほとんど変わっていません。

一般の植物油の場合、トランス脂肪酸が平均で１・４％ふくまれているので、それと同レベルということになります。

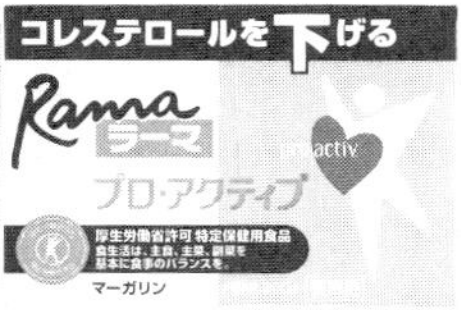

▶使用油　食用植物油脂（大豆油、なたね油）、食用精製加工油脂（パーム油）▶原材料名　食用植物油脂、食用精製加工油脂、植物ステロールエステル、食塩、粉乳、乳化剤、V.E、V.A、香料、V.D、クエン酸、着色料（カロテン）、（原材料の一部に大豆を含む）▶原産国　大豆油＝米・ブ、なたね油＝加・豪、パーム油＝マレ▶脂質　80.7g（100gあたり）▶エネルギー　730kcal（100gあたり）

リセッタソフト（雪印乳業）

「リセッタソフト」は、トクホ（特定保健用食品）であり、箱の表には、「体に脂肪がつきにくい」という効果が表示されています。裏には「中鎖《ちゅうさ》脂肪酸を含み、体に脂肪がつきにくいのが特徴です。体脂肪の気になる方や肥満気味の方におすすめします」（許可表示）とあります。

表示にある中鎖脂肪酸とは何でしょうか？　リノール酸やオレイン酸など、一般の植物油に多くふくまれるのは、長鎖《ちょうさ》脂肪酸です。また、バターなどにふくまれる酪酸《らくさん》は、短鎖《たんさ》脂肪酸。その中間が中鎖脂肪酸です。中鎖脂肪酸は、吸収されてから肝臓《かんぞう》に運ばれ、すぐにエネルギーとして消費されます。したがって、蓄積されにくいといわれます。

リセッタソフトに使われている油は、雪印乳業によると、「主としてパーム油、パーム核油、ヤシ油、なたね油」だといいます。原材料にある食用精製加工油脂は、植物油に水素を添加したものです。「食用植物油脂、食用精製加工油脂とも原材料は同じ油を使用している」とのこと。

つまり、パーム油、ヤシ油、なたね油に水素を添加してできた硬化油《こうかゆ》（固体状の油）と、ふつうのパーム油やヤシ油などとを混ぜて、マーガリンを作っているのです。

中鎖脂肪酸は、パーム油やヤシ油に多くふくまれ、リセッタソフトには、14g中4・6gがふくまれています。それで、トクホとして許可されたのです。

トランス脂肪酸がふくまれていないのか、気になるところですが、残念ながらふくまれています。水素添加の際にできてしまうからです。

雪印の発表では、トランス脂肪酸は3％ふくまれています。いくら脂肪がつきにくくても、トランス脂肪酸が多くふくまれていたのでは、体にいいとはいえません。

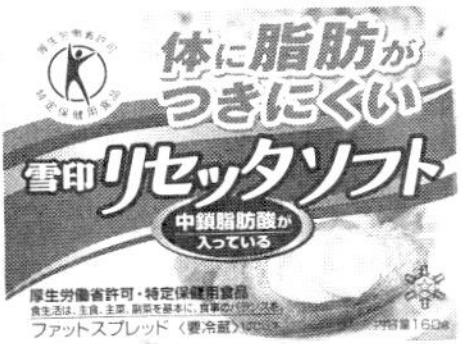

▶使用油　食用精製加工油脂および食用植物油脂（パーム油、パーム核油、ヤシ油、なたね油）▶原材料名　食用精製加工油脂、食用植物油脂、食塩、粉乳、乳化剤、香料、着色料（カロテン）、（原材料の一部に大豆を含む）▶原産国　パーム油・パーム核油・ヤシ油＝東南アジア（マレなど）、なたね油＝米・加▶脂質　9.9g（14gあたり）▶エネルギー　90kcal（14gあたり）

Ⅶ　トクホ・天然油

亜麻仁油（紅花食品）

「亜麻仁《あまに》油ってなんですか？　見たことがないけど」という人も多いと思います。亜麻の種子（亜麻仁）からできる亜麻仁油は、数ある食用油のなかでも、とてもすぐれた油です。最近は、スーパーなどでも入手できるようになっています。

亜麻仁油のすぐれている点は、必須《ひっす》脂《し》肪酸《ぼうさん》のα《アルファ》-リノレン酸とリノール酸を豊富にふくんでいることです。とくにα-リノレン酸を60％前後もふくんでいて、これほど多くふくんでいる食用油はほかにほとんどありません。

α-リノレン酸は、体内で必要に応じてＤＨＡ（ドコサヘキサエン酸）やＥＰＡ（エイコサペンタエン酸）に変わります。ＤＨＡとＥＰＡには、動脈硬化を予防する働きがあります。

ただ、亜麻仁油は、値段が高いのが玉にきずです。たとえば、紅花食品の亜麻仁油は、１７０ｇで１３５０円もします。

ただし、この製品の場合、「化学溶剤《ようざい》を使わず低温圧搾《あっさく》によってしぼった無精製フラックスオイルです」とのこと（フラックスとは、亜麻のことです）。圧搾法なので、多少値段が高いのは、しかたがないのかもしれません。

この製品には、α-リノレン酸が100gあたり52〜61gふくまれています。このほか、同じくリノール酸が17g、オレイン酸が15g、飽和脂肪酸が9gふくまれています。これなら、悪玉（LDL）コレステロールを減らして、動脈硬化を予防できそうです。さらに亜麻仁油には、体内でビタミンAに変化するβ《ベータ》-カロチン、ビタミンEもふくまれています。

ただ、とにかく高価なので、気軽に料理に使うというわけにはいかないかもしれません。どちらかというと、健康食品のように、そのまま飲んでいるという人が多いようです。

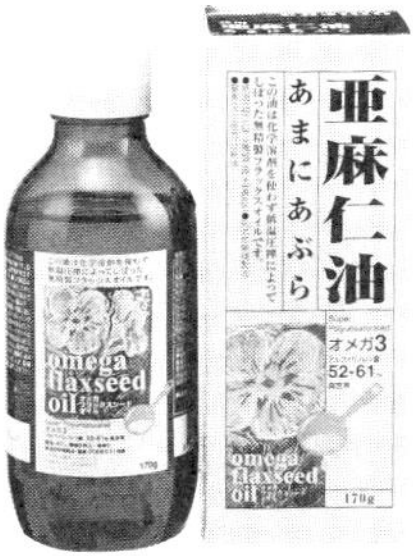

▶使用油　亜麻仁油▶原材料名　食用フラックス油▶原産国　亜麻仁=豪▶脂質　100g（100gあたり）▶エネルギー　900kcal（100gあたり）

オリーブ油（Ｊ－オイルミルズ）

オリーブオイルは、地中海沿岸を中心に栽培《さいばい》されているオリーブの実を搾った油です。油を濾過《ろか》しただけで、何も化学処理をしていない「バージンオリーブオイル」と、単なる「オリーブオイル」に分けられます。

バージンオリーブオイルは、官能検査《かんのう》（人間の感覚によって品質を検査する方法）や酸度の違いによって、エキストラバージンオイル、バージンオイル、オーディナリーバージンオイルに分けられます。エキストラバージンオイルは、もっとも良質なオリーブオイルで、香りがとてもよく、酸度の低いものです。私の家でも使っていますが、本当によい香りがします。

一方、単なるオリーブオイルは、化学処理によって精製したオリーブオイルをバージンオリーブオイルに混ぜたものです。いずれにも添加物は使われていません。

オリーブ油には、オレイン酸が60～80％もふくまれています。オレイン酸は、善玉《ぜんだま》（ＨＤＬ）コレステロールを減らさず、悪玉《あくだま》（ＬＤＬ）コレステロールだけを減少させて、動脈硬化《こうか》を防ぐという働きがあります。ほかの不飽和《ふほうわ》脂肪酸に比べて酸化されにくく、有害な過《か》酸《さん》化《か》脂《し》質《しつ》ができにくいというメリットもあります。また、リノール酸が少ないので、たくさんとっても心配はないでしょう。

そのため、一度ふたを開けたオリーブオイルでも、冷暗所に置いておけば、長期間保存することができます。ただし最近では、数多くの種類が売られているので、どれがよいか、選ぶのがたいへんになってきています。

私は、パルシステム千葉という生協から、エキストラバージンオリーブオイル（J-オイルミルズ製）を買っています。香りがとてもよく、値段も手頃なのでとても気に入っていて、スパゲティを作る際には必ず使っています。スーパーなどでも、エキストラバージンオイルは売られているので、手軽に入手できます。

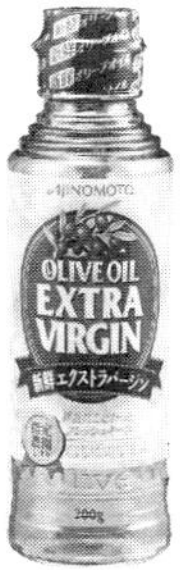

▶使用油　オリーブ油▶原材料名　食用オリーブ油▶原産国　オリーブ=伊・西▶脂質　14.4g（大さじ1杯14gあたり）▶エネルギー　126kcal（大さじ1杯14gあたり）

グレープシードオイル（日清オイリオグループ）

グレープシードオイルは、まだ日本ではそれほど普及していない食用油ですが、徐々に利用する人が増えているようです。値段も、それほど高くはありません。

グレープシードオイルは、ワインを製造する際に廃棄物として出るブドウの種子から得られる油です。必須脂肪酸のリノール酸が68～75％と多く、オレイン酸が14～29％、ほかにパルミチン酸やステアリン酸を数％ふくんでいます。また、ビタミンEを豊富にふくんでいて、さらに動脈硬化を防ぐということで話題になっているポリフェノールもふくまれています。したがって、コレステロール、および悪玉（LDL）コレステロールを下げることが期待されます。ただし、リノール酸はとりすぎると、善玉（HDL）コレステロールまで減らしてしまうので注意。

酸化しにくいため、天ぷらや炒《いた》め物、ドレッシング、マヨネーズなどいろいろな料理に使うことができます。

日清オイリオグループの「ピュアグレープシードオイル」がポピュラーで、スーパーなどでも売られています。瓶《びん》には、こんなふうに書かれています。

「フランス産のぶどうの種子からとり出したコレステロール0《ゼロ》のピュアぶどうオイルです。ぶどうオイルのおいしさをそのままお届けするために鮮度にこだわり、すっきりとした軽い風味を特長としています。また、必須脂肪酸のリノール酸をたっぷり含んでいます」

一瓶460gで、598円ですから、それほど高価という感じではありません。精製されているためにおいがほとんどなく、薄いグリーンでおしゃれな感じです。女性が好みそうです。グレープシードオイルは、とくにサラダに使うドレッシングやマリネなどに向いています。もちろん、肉や魚を炒めたり、パスタを作るのにも利用できます。オリーブオイルの代わりに使ってもいいかもしれません。

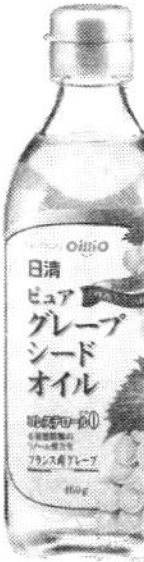

▶使用油　ぶどう油▶原材料名　食用ぶどう油▶原産国　ぶどう種子＝仏▶脂質　14g（1テーブルスプーン14gあたり）▶エネルギー　126kcal（1テーブルスプーン14gあたり）

健康サララ（J-オイルミルズ）

「『健康サララ』と『エコナ クッキングオイル』ってどう違うの？」と思っている人も多いと思います。どちらの製品もトクホ（エコナはトクホを返上）ですが、エコナは中性脂肪《しぼう》を減らし、一方、健康サララはコレステロールを減らすという違いがあります。

健康サララは、大豆油の一種で、「大豆胚芽《はいが》たっぷり（当社通常大豆油の約20倍）の原料だから天然の植物ステロールを豊富に含んでいます」とあります。植物ステロールは、コレステロールに似たものです。

トクホであるため、「コレステロールを下げる油です」と大きく表示され、裏には「大豆胚芽を原料とする健康サララは、コレステロールの体内への吸収を抑える働きがある天然の植物ステロールを豊富に含んでいるので、血中総コレステロールや悪玉（LDL）コレステロールを下げるのが特長です」（許可表示）とあります。

通常、食事からとったコレステロールは、それが集まった「ミセル」という状態になって、体内に吸収されます。植物ステロールはコレステロールと似ているため、コレステロールとともに集まってこのミセルを作ります。そのため、ミセルに入り込めないコレステロールが出てきて、それは体外に排泄《はいせつ》されるので、結果的にコレステロールの吸収量が減少するのです。なお、植物ステロールは体内にほとんど吸収されずに排泄されてしまうといいます。

健康サララには、11g（1日あたりの摂取目安量）あたり１８８mgの植物ステロールがふくまれています。しかし、植物ステロールは通常の食用油にもふくまれていて、コーン油には１００gあたり６６０mg、大豆油には同３３９mg、ごま油には同８００mgふくまれているのです。したがって、値段の高い健康サララを買わなくても、コーン油やごま油などからも植物ステロールをとることができるのです。

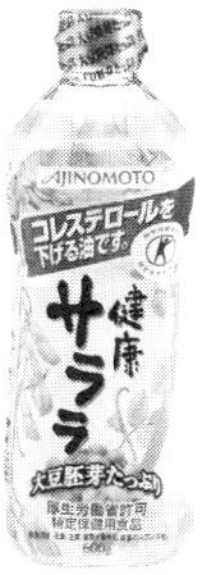

▶使用油　大豆油▶原材料名　食用大豆油▶原産国　大豆＝米・ブ▶脂質　11g（11gあたり）▶エネルギー　99kcal（11gあたり）

コーン油（J-オイルミルズ）

コーン、すなわちとうもろこしの実には、それほど脂肪分がふくまれていないため、油を抽出《ちゅうしゅつ》するのは簡単ではありません。コーン油も、大豆油やなたね油と同様に溶剤《ようざい》抽出法（コラム２参照）によって作られているのですが、さらに高温・高圧の条件下で抽出されています。そうした過酷《かこく》な条件によって、成分が変質していないのか、気になるところです。

コーン油には、不飽和脂肪酸のリノール酸が50〜60％、オレイン酸が25〜33％ふくまれています。また、飽和脂肪酸のパルミチン酸が９〜12％、ステアリン酸が１〜３％ふくまれています。α-リノレン酸は２％未満です。したがって、コレステロールを下げることが期待されます。また、オレイン酸が比較的多いので、悪玉（LDL）コレステロールが下がる期待もありますが、パルミチン酸によって、それが相殺《そうさい》される可能性があります。

コーンの生産地は、アメリカ、アルゼンチン、南アフリカなどです。日本では、食用油用のとうもろこしはほとんど生産されていませんので、アメリカなどから輸入しています。

しかし、アメリカではコーンも遺伝子組み換えされたものが大半を占めていて、それが日本に輸出されていて、それを原料にコーン油が製造されています。

スーパーやコンビニなどで売られているコーン油製品には、「遺伝子組み換え」という表示はありません。コーン油の場合も、大豆油やなたね油と同じように、脂肪分を抽出するため、タンパク質などが取り除かれます。したがって、組み込まれた遺伝子によって作られたタンパク質や、その遺伝子は取り除かれ、ふくまれないはず、とされています。このようなケースでは、表示が免除されているのです。

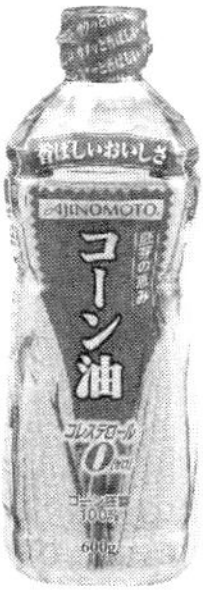

▶使用油　コーン油▶原材料名　食用とうもろこし油▶原産国　とうもろこし＝米▶脂質　14g（大さじ1杯14gあたり）▶エネルギー　126kcal（大さじ1杯14gあたり）

ごま油（かどや製油）

「ごま油の独特の香りと味が好きで、炒め物によく使っている」という人は多いと思います。私もそうです。肉野菜炒めなどを作るときに、ごま油を使うと、独特の香りと香《こう》ばしい味になって、とてもおいしく作ることができます。

ごま油は、ごまの種子から搾り取ったものです。ごまの主な生産地は、インド、中国、ミャンマー、スーダンなどで、日本ではほとんど生産されていません。中東、とくにトルコでは、ごまの種子は料理の中心になっているといいます。

ごま油には、不飽和脂肪酸のリノール酸が36～48％、オレイン酸が36～42％ふくまれています。また、飽和脂肪酸のパルミチン酸が8～17％、ステアリン酸が1～7％ふくまれています。コレステロール、とくに悪玉（ＬＤＬ）コレステロールを減らすことが期待されます。

日本では、中華料理などに香味《こうみ》油として使われることが多く、また、天ぷら油として調合されることもあります。ただし、高価なため、油をたくさん必要とする天ぷら料理に使うことは、なかなかむずかしい面があります。

ごま油には、セサモールという独特の物質がふくまれています。これは、抗酸化作用があります。そのため、不飽和脂肪酸が酸化するのを防ぐので、長期間保存することができます。賞味期限は2年くらいです。また、ごま油には、レシチンという物質が多くふくまれています。神経組織の形成に重要なものといわれています。

もっともポピュラーなのは、かどや製油（東京都品川区）の「かどやの純正ごま油」で、最近はテレビCMも流れています。江戸末期の安政5年創業という長い歴史をもち、大手メーカーでないにもかかわらず、他の追随《ついずい》を許さないという感じです。伝来の製品をいまもひきつづき売っているという感じでしょうか。もちろん無添加で、私もこのごま油を使っています。

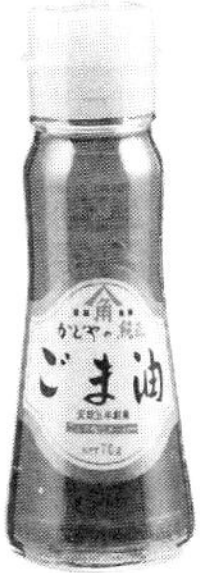

▶使用油　ごま油▶原材料名　食用ごま油▶原産国　ごま＝ナイ・タン・ブルキ▶脂質　100g（100gあたり）▶エネルギー　900kcal（100gあたり）

コメ油（ジャパンライス）

コメ油は、玄米《げんまい》から精米するときにできる米ぬかから、搾《しぼ》り取られた油です。「それなら、コメ油じゃなくて、米ぬか油だ」と思う人もいるでしょう。そのとおりです。しかし、おそらく米ぬか油というと印象が悪いので、コメ油と銘打《めいう》っているのでしょう。

コメ油は、日本で商業的に生産されている植物油のなかでは、国産原料で製造されている唯一のものです。

コメ油には、不飽和脂肪酸のオレイン酸が40〜44％、リノール酸が35〜37％ふくまれています。また、飽和脂肪酸のパルミチン酸が16〜17％、ステアリン酸が1〜2％がふくまれています。オレイン酸が多いので、悪玉（ＬＤＬ）コレステロールを下げることが期待されます。コメ油は、においがあまりなく、抗酸化作用のあるビタミンＥが多いので、酸化もしにくく、使いやすい油といえます。

ただし、米ぬか油と聞くと、昔の事件を思い出す人もいるかもしれません。１９６０年代後半に、九州を中心に発生したカネミ油症《ゆしょう》事件です。カネミ倉庫という会社が製造・販売したカネミライスオイルという米ぬか油に、毒性物質のＰＣＢ（ポリ塩化ビフェニル、ダイオキシン類）が不純物として混入してしまい、それを食べた人たちが、にきび状の吹き出物、爪《つめ》の黒ずみ、激しい下痢《げり》などをもよおし、亡くなる人も出た事件です。もちろん、現在販売されている米ぬか油（コメ油）には、こうした有害なものがふくまれていることはありません。

ジャパンライスのコメ油には、14ｇ（大さじ１杯）あたりオレイン酸が５・９ｇ、リノール酸が５・０ｇ、ビタミンＥが３・５㎎ふくまれます。ビタミンＥを豊富にふくむ栄養機能食品で、大さじ１杯で１日に必要なビタミンＥ（８㎎）の43％をとることができます。

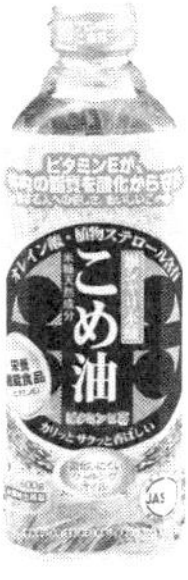

▶使用油　米油（米ぬか油）▶原材料名　食用こめ油▶原産国　米ぬか＝日▶脂質　14g（1テーブルスプーン14gあたり）▶エネルギー　126kcal（1テーブルスプーン14gあたり）

サラダ油（日清オイリオグループ）

サラダ油とは、「サラダ料理などに使う、生《なま》でも使える食用油」のことです。大豆油、なたね油、コーン油を原料とすることが多く、それらをブレンドしたものは、「調合サラダ油」といいます。いずれも添加物はふくまれていません。

サラダ油の代表格は、日清サラダ油。原材料は、食用大豆油と食用なたね油で、値段が安いので、買っている人が多いと思います。「サラッとした風味がどんなお料理にもぴったり。ドレッシングやマヨネーズはもちろん揚げ物・炒め物・ケーキづくりに幅広くお使いいただけます」とあります。ただし、実際には揚げ物や炒め物に使っている人が多いようです。

大豆油は、不飽和脂肪酸のリノール酸を50～57%、オレイン酸を20～25%、なたね油は、オレイン酸を51～66%、リノール酸を19～28%、そしてどちらの油もほかに飽和脂肪酸のパルミチン酸、ステアリン酸、α-リノレン酸などをふくんでいます。コレステロールを、とくに悪玉（ＬＤＬ）コレステロールを下げることが期待されます。

ただし、サラダ油の原材料となる大豆、なたねは遺伝子組み換えである可能性が大です。これらはアメリカやカナダなどから主に輸入されていますが、そこでは大半が遺伝子組み換えされたものだからです。しかし、「遺伝子組み換え」という表示はありません。

遺伝子組み換えによってできたタンパク質や遺伝子が、油のなかには混じっていないからです。「それなら、いいのでは？」という人もいると思いますが、一方で「それでもいやだ！」という人も。そのあたりは個人の判断しだいです。

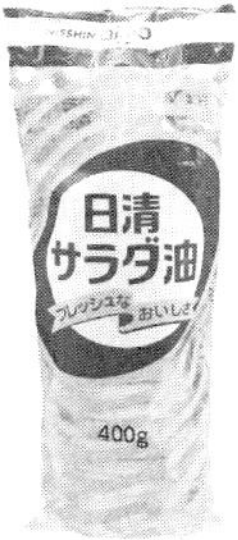

▶使用油　大豆油、なたね油▶原材料名　食用大豆油、食用なたね油▶原産国　大豆＝米・ブ・アル、なたね＝加・豪▶脂質　14g（1テーブルスプーン14gあたり）▶エネルギー　126kcal（1テーブルスプーン14gあたり）

しそ油、エゴマ油（瑞健）

しそ油といっても、通常のしその実や葉から搾《しぼ》った油ではありません。しそ科のエゴマという植物の種子から搾った油です。「なんだ、ふだん食べているしそから作ったのではないのか？」と、少しがっかりされた方もいるかもしれませんが、エゴマ油には、それなりの特徴があります。

エゴマの原産地は、中国やインドです。しそ科の植物ですから、外見は通常のしそに似ています。種子の45〜50％は油分です。

しそ油の特徴は、α-リノレン酸が多く、57〜65％もふくんでいることです。これは、亜麻仁《あまに》油と同程度の量です。

α-リノレン酸は、人間の体内で作ることができない必須脂肪酸であり、体内でEPA（エイコサペンタエン酸）やDHA（ドコサヘキサエン酸）に変化することがわかっています。

EPAやDHAは、魚油《ぎょゆ》に多くふくまれる不飽和脂肪酸で、動脈硬化を防ぐことがわかっています。そのため、心筋梗塞《しんきんこうそく》や狭心症《きょうしんしょう》などになりにくくなるとされています。

ただし、α-リノレン酸は、熱に弱く、酸化されやすいので、炒め物などに使うよりも、ドレッシングや冷奴などに使うのが適しています。

日本では、しそ油は昔から工業用に使われてきましたが、なたね油や石油製品の需要が高まるにしたがって、使われなくなりました。

私が使っているのは、瑞健《ずいけん》（島根県出雲《いずも》市）のしそ油です。独特のにおいがありますが、「昔ながらの器械圧搾《あっさく》法により、一滴一滴搾りとった生《なま》搾りの油」だといいます。100g中に、α-リノレン酸を57・1g、リノール酸を13・7gふくんでいます。

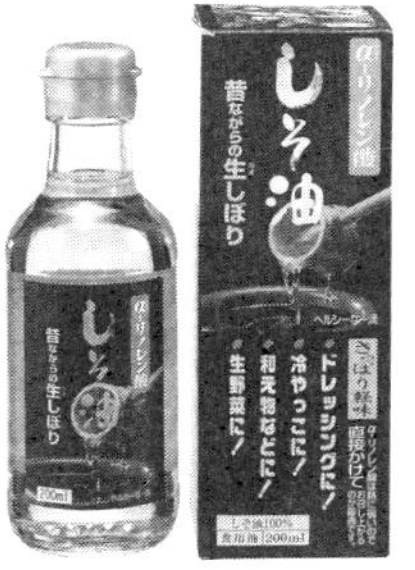

▶使用油　エゴマ油▶原材料名　食用エゴマ（しそ科植物）油▶原産国　エゴマ＝中▶脂質100g（100gあたり）▶エネルギー　900kcal（100gあたり）

なたね油、キャノーラ油（日清オイリオグループ）

なたね油は、日本でもっともよく使われている食用油の1つです。なたね油は、それ単独でキャノーラ油（カノーラ油）として売られていますし、大豆油と調合してサラダ油としても売られています。

ところで、なぜキャノーラ油というのかご存じですか？　キャノーラとは、カナダで品種改良によって作られたなたねの品種名なのです。従来のなたねにはある問題がありました。エルカ酸（エルシン酸）という物質を多くふくんでいたのです。エルカ酸は、多量にとると、心臓の働きに悪影響をおよぼすのではないかという指摘がなされていました。そこで、カナダで品種改良がおこなわれ、エルカ酸をほとんどふくまない品種が作られ、それがキャノーラというわけなのです。

なたね油には、不飽和脂肪酸のオレイン酸が51〜66％、リノール酸が19〜28％、α-リノレン酸が2〜11％ふくまれています。また、飽和脂肪酸のパルミチン酸が3〜6％、ステアリン酸が1〜3％ふくまれています。オレイン酸が多いので、悪玉（ＬＤＬ）コレステロールを下げることが期待されます。

なたねの生産地は、カナダ、中国、インド、オーストラリア、フランスなどで、日本は、カナダやオーストラリアなどから１００％近く輸入しています。

ただし、なたねの場合も大豆と同様に遺伝子組み換えされた品種が多く栽培《さいばい》されていて、カナダでは、ほとんどが遺伝子組み換えなたねになっています。したがって、日本に輸入されているなたねも、遺伝子組み換えされたものが多いのです。

しかし、スーパーなどで売られているなたね油の製品には、「遺伝子組み換え」という表示はありません。食用油の場合、脂肪分だけ抽出するので、組み換えられた遺伝子によって作られたタンパク質は除去されて、その遺伝子もふくまれていない、とされています。こうした製品は、表示しなくてもよいのです。

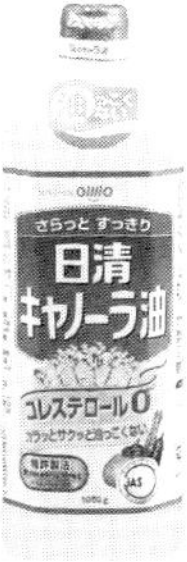

▶使用油　なたね油▶原材料名　食用なたね油▶原産国　なたね＝加・豪▶脂質　14g（1テーブルスプーン14gあたり）▶エネルギー　126kcal（1テーブルスプーン14gあたり）

日清ヘルシーE（日清オイリオグループ）

「日清ヘルシーEは、ヘルシーリセッタやヘルシーコレステとどう違うの？」と思っている人もいるでしょう。その答えは簡単です。ヘルシーリセッタやヘルシーコレステは「トクホ」ですが、日清ヘルシーEはトクホではなく、単なる「栄養機能食品」なのです。

トクホの場合、企業が、対象食品の効果を示すデータをそろえて、厚生労働省に提出して審査を受け、許可されて、初めてトクホと銘打つことができます。そして、一定の効果を表示することができます。

一方、栄養機能食品の場合は、ビタミンやミネラルについて、厚生労働省が定めた基準を満たすように製品に配合されていれば、申請や許可を経《へ》ることなく、「栄養機能食品」として、その効果を表示することができます。つまり、こちらのほうが、ずっと簡単なのです。

日清ヘルシーEは、もともとはなたね油ですが、そこにビタミンEを添加していて、１００g中に57mgと、ふつうのサラダ油の３倍以上ふくんでいます。栄養機能食品であるためには、1日あたりの摂取目安量にビタミンEが2・4～150mgの範囲でふくまれるという基準を満たす必要があります。

ヘルシーEの1日の摂取目安量は約14gで、それにビタミンEが8mgふくまれているので、基準を満たしています。そこで栄養機能食品として、「ビタミンEは、抗酸化作用により、体内の脂質を酸化から守り、細胞の健康維持を助ける栄養素です」という表示をしているのです。

ただし、こうした製品でビタミンEをあえてとる必要があるのか、疑問を感じます。ビタミンEは、ふつうのなたね油にもふくまれ、大豆油やコーン油などほかの植物油にもふくまれているので、それらからとることができるからです。

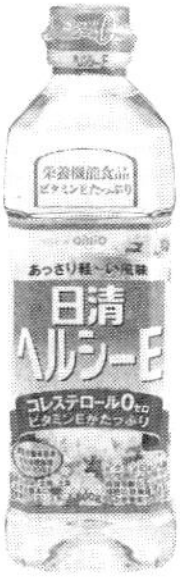

▶使用油　なたね油▶原材料名　食用なたね油、ビタミンE▶原産国　なたね＝加・豪、ビタミンE＝日▶脂質　14g（1テーブルスプーン14gあたり）▶エネルギー　126kcal（1テーブルスプーン14gあたり）

パーム油（イエナ商事）

パーム油は、オイルパーム（アブラヤシ）の果肉部から、搾り取られた油です。果肉の50％近くは油分で、ふつうアブラヤシ農園の近くに作られた工場で、果肉を圧搾して製造されています。アブラヤシの主な生産地は、マレーシアやインドネシアなどで、その生産量は、大豆油と並んで多くなっています。

パーム油には、飽和脂肪酸のパルミチン酸が39～46％、ステアリン酸が3～5％ふくまれています。また、不飽和脂肪酸のオレイン酸が38～44％、リノール酸が8～11％ふくまれています。パルミチン酸が多いので、悪玉（ＬＤＬ）コレステロールが増えることが心配されますが、オレイン酸も多いので、それによって相殺《そうさい》されると考えられます。

パーム油は飽和脂肪酸が多いために、常温では固体で（ただし、夏場は液状になることもある）、酸化しにくいため、保存性にもすぐれています。また、精製されていないものは、β-カロチン（体内でビタミンＡに変化する）やビタミンＥが豊富。熱安定性がすぐれているので、業務用のフライ油、さらにマーガリンやショートニングの原料として使われています。味は淡白《たんぱく》で、風味があります。

パーム油の場合、通常ののもののほかにパームオレイン油とパームステアリン油があります。パーム油を加工して、オレイン酸やステアリン酸を多くしたものです。

パームオレイン油は融点《ゆうてん》が19～25℃と比較的低く、パームステアリン油は48～54℃と高くなっています。

パームオレイン油は、ふつうのパーム油よりもオレイン酸が多いので、悪玉（LDL）コレステロールを増やす心配が少ないといえます。また、融点が低く固まりにくいため、体内に吸収されても、血液の粘性を高めることはほとんどないと考えられます。

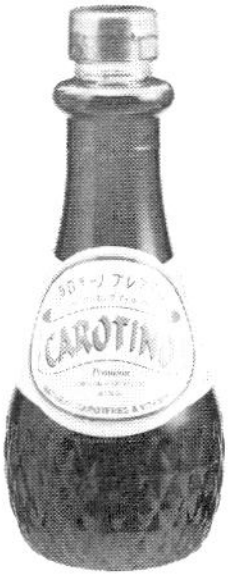

▶使用油　パーム油▶原材料名　食用パーム油▶原産国　パーム油＝マレ▶脂質　14g（1テーブルスプーン14gあたり）▶エネルギー　126kcal（1テーブルスプーン14gあたり）

バター（雪印食品）

バターは、生乳《せいにゅう》と食塩から作られ、ふつう添加物は使われていません。バターは動物性脂肪であって、常温で固まった状態になっています。

バターには飽和《ほうわ》脂肪酸が50％前後と多くふくまれているため、きわめて安定していて、酸素や光、熱によっても脂肪分はほとんど変化しません。しかし、必須脂肪酸をふくんでいないため、バターだけで必要な脂肪酸をとることはできません。

一方、バターと似たマーガリンは、コーン油や大豆油などの植物油を、「水素添加」（不飽和脂肪酸に水素を結合させて、飽和脂肪酸にすること）によって固形状にした硬化油《こうかゆ》と、さらに通常の植物油とを混ぜ合わせて作ったものです。しかし水素添加の際に、いま、問題となっている「トランス脂肪酸」ができてしまいます。

バターは、飽和脂肪酸のパルミチン酸を約30％、ミリスチン酸を約11％ふくんでいます。これらの脂肪酸は、とりすぎると、悪玉（ＬＤＬ）コレステロールを増やしてしまい、心血管系疾患《しっかん》のリスクを高めることがわかっています。

バターでもう一つ問題なのは、コレステロールが多いという点です。１００ｇあたり２１０～２３０mgのコレステロールがふくまれています。鶏卵の場合、１００gあたり４２０mgのコレステロールをふくんでいるので、バターはそれよりは少ないのですが、食品のなかでは多いほうです。

ただし、コレステロールは、体の細胞《さいぼう》の細胞膜《まく》を作ったり、ホルモンや胆汁酸《たんじゅう》（肝臓《かんぞう》で作られ、脂肪の消化吸収を助ける）の原料となるなど、不可欠なものなのです。つまり、コレステロールはとりすぎがよくないのであって、適度にとることは必要なのです。

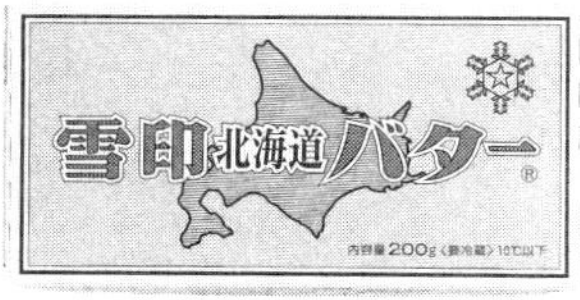

▶使用油　バター▶原材料名　生乳、食塩▶原産国　生乳＝日、食塩＝メキ▶脂質　81.0g（100gあたり）▶エネルギー　732kcal（100gあたり）

ひまわり油（昭和産業）

「最近、我が家でもひまわり油を使っている」という人もいると思います。昔はなじみのなかったひまわり油ですが、いまはスーパーなどで売られています。徐々に普及しているようです。

ひまわり油は、ひまわりの種子から搾り取られた油です。ひまわりの主な産地は、アルゼンチン、ロシア、ウクライナ、アメリカなどです。日本ではまだまだ消費量は少ないのですが、世界的には4番目くらいによく使われている油です。

ひまわり油（ハイオレインタイプ）には、不飽和脂肪酸のオレイン酸が、なんと80～87％もふくまれています。これは、オリーブオイルよりも多い量です。ほかにリノール酸が4～10％、飽和脂肪酸のパルミチン酸が3～6％。また、抗酸化作用のあるビタミンEも豊富にふくまれています。したがって、善玉（ＨＤＬ）コレステロールをほとんど下げずに、悪玉（ＬＤＬ）コレステロールのみを下げることが期待されます。

ひまわり油は、ナッツのような風味があり、パンを作るのにふさわしく、また、炒め物やドレッシングにも合います。

昭和産業のひまわり油「オレインリッチ」は、「オレイン酸80％含有」で、「オリーブ油や高オレイン酸べに花油よりオレイン酸含有率が高い」とあります。オレイン酸は、悪玉（ＬＤＬ）コレステロールを減少させて、動脈硬化を防ぐ働きがあるといわれています。また、ほかの不飽和脂肪酸に比べて酸化されにくく、有害な過酸化脂質ができにくいという特徴があります。

この製品には、ビタミンＥが14ｇ（大さじ１杯）あたり５㎎ふくまれ、その量で１日に必要な量（８㎎）の約62％をとることができます。ただ、６００ｇで７５０円と高価。

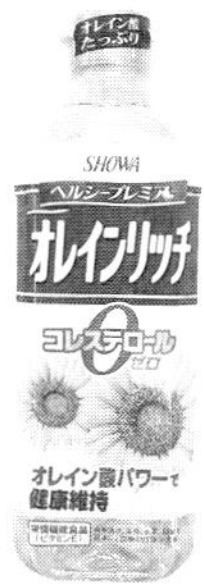

▶使用油　ひまわり油▶原材料名　食用ひまわり油（ハイオレイック）▶原産国　ひまわり種子＝仏・豪・アル▶脂質　14g（大さじ1杯14gあたり）▶エネルギー　126kcal（大さじ1杯14gあたり）

紅花油、サフラワー油（J－オイルミルズ）

紅花油《べにばな》は、紅花（サフラワー）の種子から抽出されます。キク科の紅花は、南西アジアやエチオピアの山岳地帯原産で、インドでは広い地域に生息しています。花は染料として昔から使われていて、実は脂肪を多くふくんでいるため、食用油の原料になっています。

紅花油には、多価《たか》不飽和脂肪酸（不飽和の箇所＝二重結合が2つ以上あって、酸化を受けやすい）のリノール酸がもっとも多くふくまれ、次いで一価《いっか》不飽和脂肪酸（不飽和の箇所＝二重結合が1つで、不飽和脂肪酸のなかでは酸化を受けにくい）のオレイン酸が多くふくまれています。

紅花油は、香り豊かな油で、揚げ物や炒め物に合い、パンや菓子を焼いたり、ドレッシングやマヨネーズを作るのにも適しています。

紅花の主な生産地は、アメリカ、メキシコ、インドなどで、日本では油の原料となる紅花はほとんど採れず、アメリカなどから輸入しています。

紅花油には、リノール酸を多くふくむタイプとオレイン酸を多くふくむタイプがありますどちらも風味がよく、オレイン酸タイプは熱や酸化に強いので、とくにフライや炒め物に、リノール酸タイプは生食や炒め物に適しています。

Ｊ-オイルミルズの「べに花油」には、「オレイン酸はサラダ油の約１・６倍含まれております」とあります。オレイン酸は、善玉（ＨＤＬ）コレステロールを減らさずに、悪玉（ＬＤＬ）コレステロールのみを減少させて、動脈硬化を防ぐ働きがあるとされ、ほかの不飽和脂肪酸に比べて酸化されにくく、有害な過酸化脂質ができにくいというメリットがあります。また、この製品には、自然のビタミンＥが、14ｇ（大さじ１杯）あたり４・３㎎ふくまれています。そのため、栄養機能食品と表示されています。

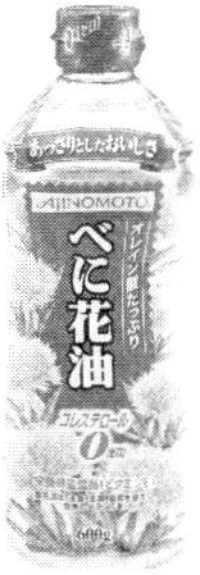

▶使用油　紅花油▶原材料名　食用サフラワー油ハイオレイック▶原産国　紅花＝米▶脂質　14g（大さじ1杯14gあたり）▶エネルギー　126kcal（大さじ1杯14gあたり）

ヘルシーコレステ（日清オイリオグループ）

『ヘルシーコレステ』と『健康サララ』って、どっちがいいの？」と思っている人もいるかもしれません。どちらも、「コレステロールを下げる」というトクホだからです。

ヘルシーコレステのボトルには、「この油は、コレステロールの体内への吸収を抑える植物ステロールを豊富に含んでいるので、血中コレステロールを下げるのが特長です」（許可表示）とあります。健康サララと同じような内容です。

ヘルシーコレステの原材料は、日清オイリオグループによると、「食用植物油脂《ゆし》については菜種《なたね》油とこめ油を合わせたものになる」といいます。これに植物ステロールを結合させた状態のもの（これが、食用精製加工油脂）を作り、食用植物油脂と混ぜて、ヘルシーコレステが作られます。

健康サララは、大豆が原料ですから、ここに違いがあります。また、植物ステロールの量がだいぶ違います。健康サララは、11g中に植物ステロールが１８８mgですが、ヘルシーコレステは、14g中に４５０mgと約2倍ふくんでいます。

健康サララの項でも書きましたが、植物ステロールはコレステロールに似ていて、コレステロールが体内に吸収されるのを妨害《ぼうがい》します。そのため、結果的に体内のコレステロールの量が低下するのです。

日清オイリオグループが、コレステロール値が高めの人に、通常の油（調合サラダ油）に替えて、ヘルシーコレステを14gふくむ食事を毎日12週間食べさせたところ、コレステロール値が減少したといいます。

しかし、植物ステロールは、ごま油やコーン油、大豆油などにも多くふくまれています。基本的にはそれらの油からとればよいと思います。

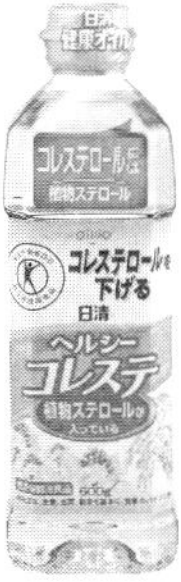

▶使用油　食用植物油脂および食用精製加工油脂(なたねと米ぬか由来)▶原材料名　食用植物油脂、食用精製加工油脂、植物ステロール、乳化剤▶原産国　なたね＝加・豪、米ぬか＝日▶脂質　14g（1テーブルスプーン14gあたり）▶エネルギー　126kcal（1テーブルスプーン14gあたり）

ヘルシーリセッタ（日清オイリオグループ）

「ヘルシーリセッタ」はトクホで、「体に脂肪がつきにくい」と大きく表示され、裏には、「この油は、中鎖《ちゅうさ》脂肪酸を含み、体に脂肪がつきにくいのが特徴です。体脂肪が気になる方や肥満気味の方は、通常の油に替えて、この油をお使いいただくことをおすすめします」（許可表示）とあります。

日清オイリオグループによると、「原材料はなたね、やし類」だといいます。やし類には、パーム油の原料となるアブラヤシ（オイルパーム）やヤシ油の原料となるココヤシがあります。

「ヘルシーリセッタ」は、なたね油とやし由来の中鎖脂肪酸を結びつけることでできた精製加工油脂を原材料としています。

リノール酸やオレイン酸など、一般の植物油に多くふくまれるのは、長鎖《ちょうさ》脂肪酸（炭素が鎖《くさり》状に連なった化学構造をしている脂肪酸のうち、炭素が18個前後と数が多いもの）です。また、バターなどにふくまれる酪酸《らくさん》は、短鎖《たんさ》脂肪酸（炭素が4個前後）です。その中間が中鎖脂肪酸です。中鎖脂肪酸は、吸収されてから肝臓《かんぞう》に運ばれ、すぐにエネルギーとして消費されます。したがって、蓄積されにくいのです。日清オイリオグループが、肥満気味の人に、通常の油（調合サラダ油）に替えて、ヘルシーリセッタを毎日14gふくむ食事を12週間食べさせたところ、体脂肪、内臓脂肪面積、体重、ウエストが減少したといいます。

しかし、ヘルシーリセッタにふくまれる脂肪酸の一部が中鎖脂肪酸ということで、それは全体の約11％にすぎません。ほかは長鎖脂肪酸であり、ふつうの食用油と変わりません。したがって、この製品を使うよりも、ふつうの油の使用量を1割減らしたほうがいいように思います。

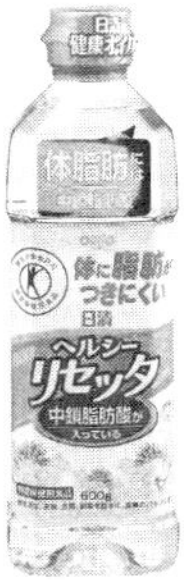

▶使用油　食用精製加工油脂（なたねとやし類由来）▶原材料名　食用精製加工油脂、乳化剤、酸化防止剤（ビタミンE）▶原産国　菜種＝加・豪、やし類＝フィ・マレ▶脂質　14g（1テーブルスプーン14gあたり）▶エネルギー　126kcal（1テーブルスプーン14gあたり）

綿実油（日清オイリオグループ）

綿実油《めんじつゆ》は、綿花《めんか》の種子から抽出されるもので、風味がよく、酸化しにくいことから、高級油として使われてきました。ただし、寒い時期になると、飽和脂肪酸が多いため、白濁《はくだく》してしまいます。そのため、それを除いて使用することが多くなっています。

綿実油には、不飽和脂肪酸のリノール酸が50～60％、オレイン酸が15～20％ふくまれています。また、飽和脂肪酸のパルミチン酸が20～30％、ステアリン酸が1～3％ふくまれています。

綿実の主な生産地は、アメリカ、中国、インド、パキスタンなどです。日本では、ほとんど生産されていません。

綿実の場合、大豆、なたね、コーンと同様に遺伝子組み換えされた品種が作られていて、アメリカではその栽培が増えています。

しかし、綿実から油のみを抽出するので、タンパク質などは除去されます。したがって、組み換えされた遺伝子によって作られたタンパク質も、また、その遺伝子もふくまれないとされ、「遺伝子組み換え」という表示は免除されています。これは、大豆油やなたね油などでも同様です。

近くのスーパーを何店か回りましたが、なかなか綿実油を見つけることができず、やっとジャスコで、「日清綿実油」（日清オイリオグループ）を見つけることができました。

日清綿実油は、「加熱時の安定性が優れている二、調理時のにおいも少ない」といいます。一般的な綿実油の成分は前に示したとおりですが、この製品にどの脂肪酸がどの程度ふくまれているのか、表示されていません。できれば、それらを表示して、どんな油なのか、わかるようにしてほしいと思います。

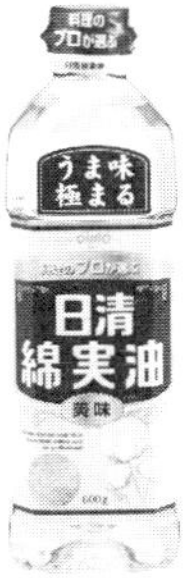

▶使用油　綿実油▶原材料名　食用綿実油▶原産国　綿実＝米・豪▶脂質　14g（1テーブルスプーン14gあたり）▶エネルギー　126kcal（1テーブルスプーン14gあたり）

ラード（ベル食品）

「精肉店のコロッケは、カラッと揚がっている」と感じている人は多いと思います。なぜでしょうか？　その答えは「ラードを使っているから」です。

ラードはご承知のように、豚肉の脂身《あぶらみ》の部分から採油されて作られたものです。白くて、常温では固体です。ラードでフライを揚げると、植物油で揚げたのと違って、冷えてもカリッとしています。常温でも固体なので、冷えた際に植物油のようにベターッとならないためと考えられます。

ラードには、飽和脂肪酸のパルミチン酸が20～29％、ステアリン酸が5～14％ふくまれています。また、意外と不飽和脂肪酸が多く、オレイン酸が40～50％、リノール酸が1～5％ふくまれています。飽和脂肪酸は融点（溶ける温度）が高いので、ラードは常温で固体なのです。

パルミチン酸がやや多いので、悪玉（ＬＤＬ）コレステロールが上がることが心配されますが、オレイン酸がその2倍近くふくまれるので、相殺《そうさい》されることが期待されます。

ラードには、１００％豚脂《とんし》の「純製ラード」と、豚脂主体で、牛脂《ぎゅうし》、パーム油などブレンドした「調整ラード」があります。

ラードは酸化されにくいと思われていますが、不飽和脂肪酸がけっこうふくまれていて、また植物油と違って、抗酸化作用のあるビタミンＥがふくまれないので、実際には酸化を受けやすいのです。そのため、ふつう酸化防止剤のビタミンＥが添加されています。ビタミンＥの安全性は問題ありません。

代表的なベル食品（札幌市）のラードは、２００ｇで１７６円ですから、それほど高くはないでしょう。コレステロールが気になるところですが、１００ｇ中に１００mg（ちなみに鶏卵は１００ｇ中４２０mg）と、思ったほど多くはありません。

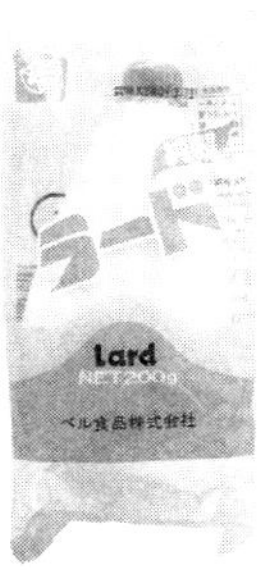

▶使用油　豚脂▶原材料名　豚脂、酸化防止剤(ビタミンE)、(原材料の一部に大豆を含む)▶原産国　豚脂＝日、ビタミンE＝日▶脂質　100g（100gあたり）エネルギー　941kcal（100gあたり）

コラム3 「コレステロールゼロ」の油はすごいか？

「コレステロールゼロ」「コレステロールを下げる」などと表示された油が売られていますが、これらはどう違うのでしょうか？

「コレステロールゼロ」は、その言葉どおりであれば、コレステロールをまったくふくんでいないということ。「それなら安心」と買っている人もいると思いますが、実は植物油はもともとコレステロールゼロか、あるいはほとんどゼロなのです。

オリーブ油、ごま油、コーン油にはコレステロールはふくまれていません。つまり、「ゼロ」なのです。大豆油でわずか0・001％、なたね油で0・002％と、コレステロールゼロに近いのです。それなのに、「コレステロールゼロ」と強調して、いかにも健康によさそうに見せかけるのは、ある意味欺瞞《ぎまん》です。

一方、「コレステロールを下げる」と表示された油は、トクホの製品で、植物ステロールを多くふくんでいます。それの働きによって、体内でコレステロールの吸収を抑え、結果的に「コレステロールが下がる」というわけです。

Ⅷ　油の基礎の基礎知識

油の話には「不飽和脂肪酸《ふほうわしぼうさん》」や「オレイン酸」「n－3脂肪酸」など、知っているようでじつはよく知らない言葉がいろいろと出てきます。それぞれの解説に入る前に、油のしくみや役割についておおよそのことがわかるように説明します。

油＝脂肪＝グリセリン＋脂肪酸

そもそも油とは何でしょうか。油とは脂肪のこと。**三大栄養素（炭水化物、タンパク質、脂肪）の1つ**で、体をつくる物質やエネルギー源となり、生命維持《いじ》のうえでも欠かせないものです。

では、脂肪とはいったい何でしょうか？　脂肪というと、「ベトベトする」「落ちにくい」「水より軽い」など、人それぞれ印象はいろいろあると思いますが、科学的に説明すると、**脂肪とは「グリセリンと、脂肪酸1〜3個が結合したもの」**となります。

グリセリンは、とろみのある無色の液体です。アルコールの一種で、脂肪を構成する成分として、自然界にたくさん存在しています。脂肪の「ちょうつがい」のようなものです。

一方、脂肪の本体は、脂肪酸です。脂肪酸は、その名のとおり酸性の性質があり、グリセリンと結合する性質があります。

ちなみに、脂肪には1ｇあたり9ｋｃａｌのエネルギーがあります。

脂肪酸を化学構造で見てみると……

脂肪酸をもう少し細かいレベルで見てみましょう。

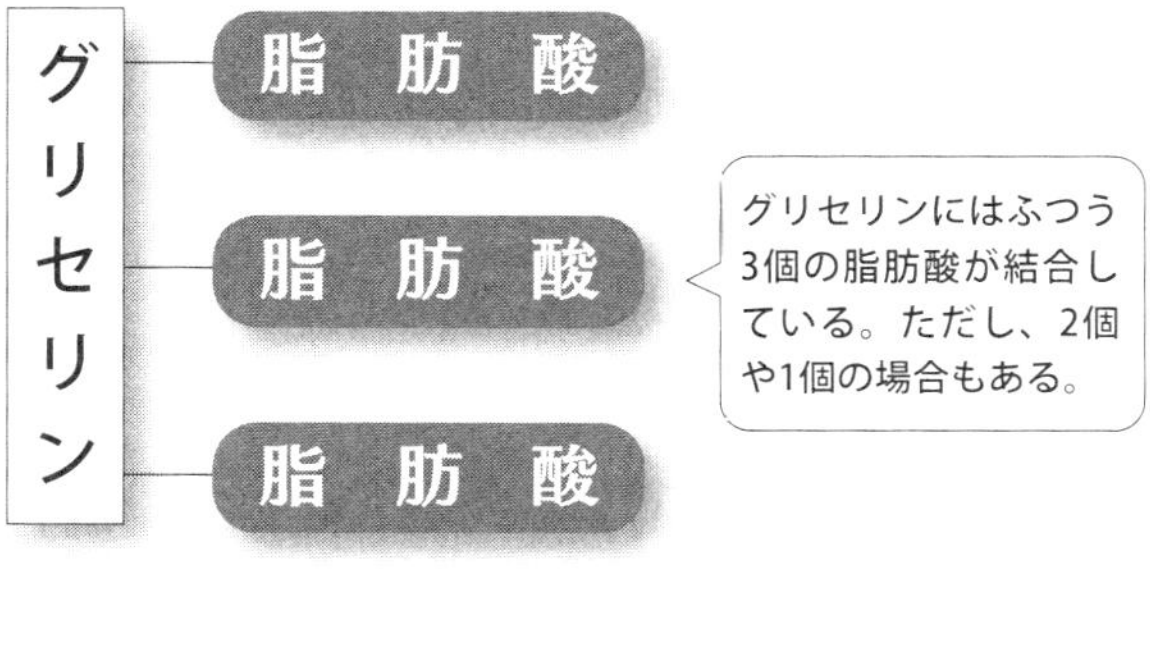
グリセリン
脂肪酸
脂肪酸
脂肪酸
グリセリンにはふつう3個の脂肪酸が結合している。ただし、2個や1個の場合もある。

脂肪の基本構造（イメージ図）

脂肪酸は、「炭素（C）がたくさんつながったもので、それぞれの炭素には水素（H）が1〜3個くっついている構造」になっています。そして、この**「脂肪酸の構造の違いによって、油の特性が決まってくる」**のです。化学構造と聞くと、ちょっと面倒くさい感じがするかもしれませんが、「油の性格を決めるもの」として読んでください。

たとえば、脂肪酸のなかでも、小さい「酪酸《らくさん》」の化学構造（分子式）は、次のとおりです。

$CH_3-CH_2-CH_2-COOH$

炭素（C）が全部で4個ふくまれています。

最初の「CH_3」は炭素1個（C）に水素が3個（H_3）結合したもの。次の「CH_2」は炭素1個に水素が2個（H_2）結合したもの。その次も同じもの。最後に「$-COOH$」があります。それぞれは「—」という〝手〟によって、鎖《くさり》状につながっています。

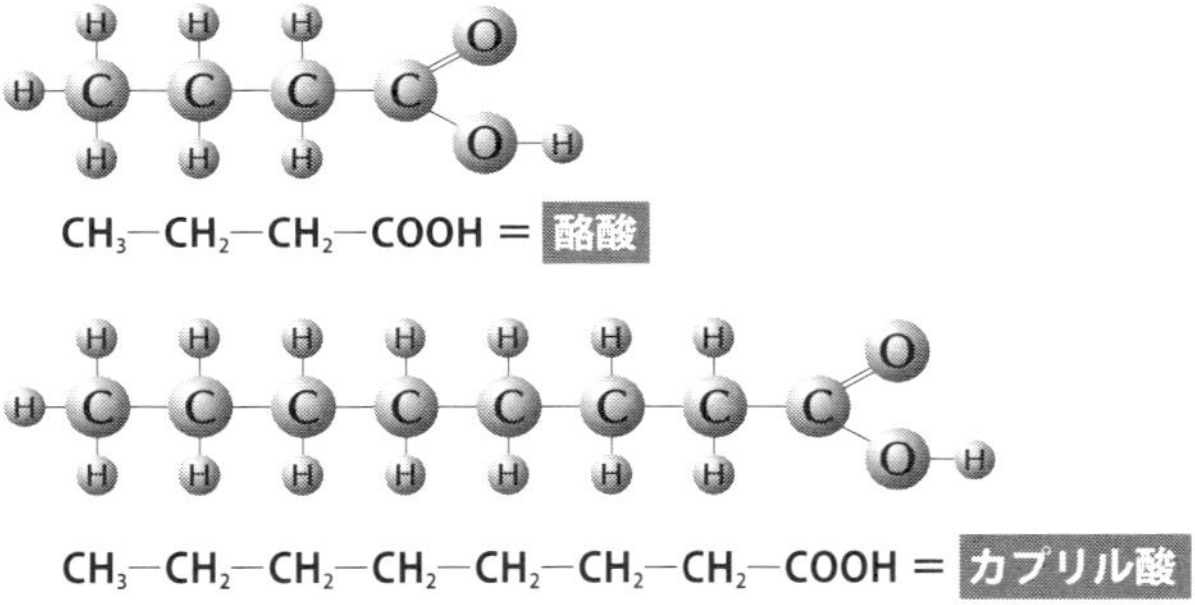

脂肪酸の化学構造（分子式）

最後の「－COOH」は、カルボキシル基といって、これが結合することで、酸性となります。脂肪酸の構造にはすべて、最後に「－COOH」がついています。

では、次にココナッツオイルなどにふくまれている「カプリル酸」という脂肪酸の化学構造を見てみましょう。

$CH_3-CH_2-CH_2-CH_2-CH_2-CH_2-CH_2-COOH$

炭素は全部で8個あり、やはり最後に「－COOH」がついています。

つまり、脂肪酸とは、水素をもつ炭素がいくつも鎖のように結合し、最後に「－COOH」のあるものなのです。

飽和脂肪酸と不飽和脂肪酸

脂肪酸は、飽和脂肪酸と不飽和脂肪酸の2つに大別されます。その違いは、いったい何でしょうか？　まず化学構造の違いを見てみましょう。

「飽和」とは「満杯になっている」という意味です。飽和脂肪酸の場合、炭素（C）の〝手〟が全部水素（H）と結合していて、これ以上、他の水素と結合することはできません。つまり、飽和状態にあるのです。先に紹介した酪酸やカプリル酸は、飽和脂肪酸です。

一方、「不飽和」とは「満杯になっていない」という意味。不飽和脂肪酸の場合、炭素（C）と水素（H）が結合しているけれども、炭素の〝手〟はまだ余っていて他の水素と結合できる、つまり不飽和状態にあるということなのです。

大豆油やコーン油に多くふくまれるリノール酸は不飽和脂肪酸です。その化学構造は次のようなものです。

$$CH_3{-}CH_2{-}CH_2{-}CH_2{-}CH_2{-}CH{=}CH{-}CH_2{-}CH{=}CH{-}CH_2{-}CH_2{-}CH_2{-}$$
$$CH_2{-}CH_2{-}CH_2{-}CH_2{-}COOH$$

ずいぶんたくさん炭素（C）が連なっています。炭素の数は全部で18個。最後は、やはり「－COOH」です。

よく見ると、前から6番目の「CH」が次の「CH」と「＝」でつながっています。これは「二重結合」といい、いわば炭素どうしが2本の〝手〟で結びついている状態です。

二重結合があると、炭素はその2本の〝手〟のうちの余った1本を使って、さらに水素と結合することができます。つまり、水素との結合状態が「不飽和」なのです。

このように不飽和脂肪酸とは、不飽和の箇所＝二重結合のある脂肪酸のことなのです。逆に飽和脂肪酸には二重結合はありません。

また、二重結合が何番目にくるか、という位置によって「n‐3不飽和脂肪酸（＝3番目にくる）」「n‐6不飽和脂肪酸（＝6番目にくる）」「n‐9不飽和脂肪酸（＝9番目にくる）」といい、それぞれ異なる油の特性を示します。

コレステロールを上げる油、下げる油

さて、飽和脂肪酸と不飽和脂肪酸の、それぞれの特性の違いを見てみましょう。

油が固体か液体か、酸化しやすいか、酸化しにくいかなどの違いは、先ほどの「二重結合」の有無によって違ってきます。

二重結合がない構造、すなわち飽和脂肪酸の代表はパルミチン酸やステアリン酸などです。いわば体内のコレステロール値を上げる油です。

融点《ゆうてん》（固体が溶《と》ける温度）が高いので、常温では固体状になっています。二重結合がないため（〝手〟が余っていないので）酸素が結合しにくく、酸化しにくいという特長があります。ただし、まったく酸化しないというわけではありません。

パルミチン酸などはラードやヘット（牛脂《ぎゅうし》）などの動物性脂肪に多くふくまれています。

脂肪酸

- **飽和脂肪酸** ＝ パルミチン酸、ステアリン酸など
  - ・固体
  - ・酸化しにくい
  - ・二重結合がない
  - ・コレステロールを上げる
  - 〈動物性脂肪〉
  - ＊ラード、牛脂などに多い
- **不飽和脂肪酸** ＝ リノール酸、オレイン酸など
  - ・液体
  - ・酸化しやすい
  - ・二重結合がある
  - ・コレステロールを下げる
  - 〈植物性脂肪〉
  - ＊大豆油、オリーブ油などの植物油に多い

このほか、ヤシ油に多くふくまれるラウリン酸やミリスチン酸などがあります。

二重結合がある構造、すなわち不飽和脂肪酸の代表はリノール酸、オレイン酸などです。こちらはコレステロールを下げる油です。

融点が低いので液体のものが多く、二重結合があるため酸素と結合しやすい、つまり酸化しやすくなります。

リノール酸とオレイン酸は大豆油、なたね油、コーン油、オリーブ油など多くの植物油（植物性脂肪）にふくまれます。ほとんどの植物油は、主にリノール酸とオレイン酸で構成されているといっても過言ではありません。

ほかに不飽和脂肪酸には、魚油《ぎょゆ》に多くふくまれるＥＰＡ（エイコサペンタエン酸）やＤＨＡ（ドコサヘキサエン酸）、γ《ガンマ》-リノレン酸、アラキドン酸などがあります。

亜麻仁《あまに》油などに多くふくまれる必須《ひっす》脂肪酸（体にとって必要不可欠ながら、体内では作れない脂

肪酸）のα《アルファ》-リノレン酸も不飽和脂肪酸です。

Ⅸ　用語解説（五十音順）

【英字ほか】

AV値 ↓酸価《さんか》を参照

DAG ↓ジアシルグリセロールを参照

DHA ↓ドコサヘキサエン酸を参照

EPA ↓エイコサペンタエン酸を参照

n-3不《ふ》飽和《ほうわ》脂《し》肪酸《ぼうさん》 ↓オメガ3を参照

n-6不飽和脂肪酸 ↓オメガ6を参照

n-9不飽和脂肪酸 ↓オメガ9を参照

α《アルファ》-リノレン酸

α-リノレン酸は、なたね油や大豆油に比較的多くふくまれています。炭素数は18個、二重結合は3つ。n-3不飽和脂肪酸の代表格です。α-リノレン酸をとくに多くふくむのは、亜麻仁《あまに》油やしそ油（エゴマ油）で、60％程度ふくんでいます。

α-リノレン酸は、体を維持《いじ》するのに不可欠ですが、体では作ることができず、食品からとらなければならない必須脂肪酸です。

α-リノレン酸は、体のなかではエネルギーになりやすく、必要に応じて、EPA（エイコサペンタエン酸）やDHA（ドコサヘキサエン酸）になることがわかっています。また、リノール酸と同じくらいコレステロールを下げる働きがあることがわかっています。

γ《ガンマ》-リノレン酸

γ-リノレン酸は、月見草油やボラージ（ハーブの一種であるルリジサの種子油）に比較的多くふくまれていますが、ふだん私たちが利用している食用油にはふくまれていません。炭素数は18個、二重結合は3つ。ちなみに、α-リノレン酸は、n-3不飽和脂肪酸ですが、γ-リノレン酸は、n-6不飽和脂肪酸です。

必須脂肪酸のリノール酸をとると、それが体のなかで代謝《たいしゃ》されて、一時的にγ-リノレン酸ができますが、それがそのまま蓄積されることはありません。γ-リノレン酸は、アレルギーを抑制したり、更年期《こうねんき》障害を軽減するともいわれていますが、まだ研究が進んでいないため、わかっていないことが多いようです。

【あ行】

アラキジン酸

アラキジン酸は、ピーナッツ油、大豆油、ひまわり油などにふくまれる飽和脂肪酸です。炭素数は20個。ラテン語のピーナッツを意味するアラキスからその名がついています。

アラキジン酸は、不飽和脂肪酸のアラキドン酸を水素添加することでも得ることができます。水と油を混じりやすくする界面活性《かいめんかっせい》作用（水の表面張力を失わせる作用）があることが知られています。

アラキドン酸

アラキドン酸は、肉類、卵、レバー、魚介類などに多くふくまれる不飽和脂肪酸です。炭素数は20個で、二重結合は4つ。

人間の体内では、アラキドン酸は、細胞《さいぼう》を構成する細胞膜《まく》のリン脂質《ししつ》に存在しています。また、アラキドン酸は、体の働きを調整するプロスタグランジンという物質の原料にもなっています。プロスタグランジンは、血圧調節や免疫《めんえき》システムなどにかかわっている重要なものです。

アラキドン酸は、体のなかでリノール酸から作られますが、その量が限られているため、食品からとる必要があります。そのため、必須脂肪酸の1つと考えられています。なお、アラキドン酸は、植物にはほとんどふくまれていません。

アラキドン酸は体にとって必要なものですが、とりすぎるのはよくありません。というのは、アラキドン酸は、体内でロイコトリエンという物質にも変化するのですが、これはアレルギーを引き起こすものなのです。

そのため、これが増えてしまうと、アレルギーを起こしやすくなります。アラキドン酸もほどほどにとるのがよいのです。

エイコサペンタエン酸（ＥＰＡ）

ＥＰＡは、イワシやサバ、サンマなど青身の魚に多くふくまれる不飽和脂肪酸です。炭素数は20個で、二重結合は５つ。オメガ３の不飽和脂肪酸の１つです。

ＥＰＡは、動脈硬化《こうか》を予防し、心筋梗塞《しんきんこうそく》になるのを防いだり、アレルギーを抑えるといわれています。それは、グリーンランドに住むイヌイット（エスキモー）を観察した調査からわかったものです。

イヌイットに動脈硬化が少ないことは、昔から知られていました。たとえば、ユマナクという村落では、１９６３年から６７年までに動脈硬化性の心臓病になったのはわずか３人で、これをほぼ同じ年齢のデンマーク人に換算すると、約13倍の40人に相当しました。その違いはどこにあるかを追究したところ、浮かび上がってきたのがＥＰＡだったのです。

ＥＰＡは二重結合が多いため非常に酸化しやすい脂肪酸です。

栄養機能食品

栄養機能食品は、ビタミンやミネラルを補強した食品です。高齢化や食生活の乱れなどによって、現代人は栄養のバランスが悪くなっている人が少なくありません。そこで、人によっては不足しがちな栄養成分の補給を目的とした食品です。

食品の栄養成分の量が一定の基準を満たしている場合、その栄養成分の機能（働き）を表示することができます。その際、特定保健用食品とは違って、厚生労働省から許可をもらう必要はありません。基準を満たしていることをメーカー自らが確認すれば、表示をすることができます。

基準がある栄養成分は、5つのミネラル（亜鉛《あえん》、カルシウム、鉄、銅、マグネシウム）と12のビタミン（ナイアシン、パントテン酸、ビオチン、ビタミンA、ビタミンB1、ビタミンB2、ビタミンB6、ビタミンB12、ビタミンC、ビタミンD、ビタミンE、葉酸《ようさん》）です。

たとえば、製品の1日摂取《せっしゅ》目安量中に亜鉛を「2・1～15mg」の範囲でふくんでいる場合、「亜鉛は、味覚を正常に保つのに必要な栄養素です。亜鉛は、皮膚や粘膜《ねんまく》の健康維持を助ける栄養素です。亜鉛は、たんぱく質・核酸《かくさん》の代謝に関与して、健康の推進に役立つ栄養素です」という表示をすることができます。ビタミンCを同様に「24～1000mg」の範囲でふくんでいる場合は、「ビタミンCは、皮膚や粘膜の健康維持を助けるとともに、抗酸化作用を持つ栄養素です」という表示ができます。

ただし、どの栄養素の場合でも、「本品は、多量摂取により疾病《しっぺい》が治癒《ちゆ》したり、より健康が増進するものではありません」などの注意喚起表示をしなければなりません。

オメガ3

油に関する本を読んでいると、「オメガ３」という言葉がよく出てきます。聞きなれない言葉なので、「何だろう？」と思った人も多いと思います。

オメガ３は、不飽和脂肪酸のあるグループを指します。不飽和脂肪酸とは、炭素（Ｃ）が連なった脂肪酸の化学構造のうちで、二重結合（－Ｃ＝Ｃ－）をもつものを指します。そのなかで、脂肪酸を作っている最初の炭素から数えて、３番目の炭素に二重結合のあるものを、オメガ３と呼んでいます。

オメガ３には、必須脂肪酸のα-リノレン酸、ＥＰＡ（エイコサペンタエン酸）、ＤＨＡ（ドコサヘキサエン酸）などがあります。いずれも、人間の体にとって必要で、プラスの働きをします。日本人は、オメガ３の脂肪酸の摂取量が少ないとされているので、積極的にとる必要があります。

オメガ6

オメガ６は、脂肪酸を作っている最初の炭素から数えて、６番目の炭素に二重結合のある不飽和脂肪酸です。代表格は、必須脂肪酸のリノール酸です。ほかに、アラキドン酸、γ-リノレン酸などが知られています。

オメガ６の不飽和脂肪酸は、大豆油、なたね油、コーン油、紅花《べにばな》油、ごま油など多くの種類の食用油にふくまれています。日本人は、ふだんから大豆油、なたね油、コーン油をたくさん食べているので、オメガ6の不飽和脂肪酸を十分とっています。

オメガ9

オメガ9は、最初の炭素から数えて、9番目の炭素に二重結合のある不飽和脂肪酸です。代表格は、オリーブ油に多くふくまれているオレイン酸です。ほかにエルカ酸（エルシン酸）が知られています。

オレイン酸

オレイン酸といえば、すぐに頭にうかぶのがオリーブ油というくらい、オリーブ油に多くふくまれています。そのほか、ひまわり油、なたね油、ハイサフラワー油（高オレイン酸タイプの紅花油）に多くふくまれています。炭素数は18個、二重結合は1つの不飽和脂肪酸です。

オレイン酸は、善玉（ＨＤＬ）コレステロールを下げずに、悪玉《あくだま》（ＬＤＬ）コレステロールのみを下げて、動脈硬化を防ぐ働きがあるとされます。動脈硬化が起こると、心筋梗塞《こうそく》や脳梗塞などの重い病気にかかりやすくなります。したがって、オレイン酸をとることで動脈硬化になりにくくなり、結果的にそれらの病気にもなりにくくなると考えられます。

オレイン酸が注目されるようになったのは、地中海諸国の人々が心臓病になりにくいということからでした。その地方の人たちは、脂肪をたくさんとるわりには、心筋梗塞や狭心症《きょうしんしょう》の人が少ないことが知られていました。その理由は何か調べていったところ、オリーブ油にふくまれるオレイン酸の働きであることがわかり、注目が高まったのです。

ほかに、オレイン酸は、胃液の分泌を調節して、胃潰瘍《いかいよう》や胃酸過多をふせぎ、さらに、腸をなめらかな状態にして、便秘をふせぐともいわれています。

オレイン酸は二重結合が1個なので、リノール酸に比べて酸化されにくく、保存性にもすぐれています。そのため、オレイン酸が多いオリーブ油は、暗いところに置いておけば、比較的長く保存することができます。

【か行】

過酸化脂質《かさんかししつ》

「油焼け」という言葉を聞いたことがあると思います。魚の干物《ひもの》やポテトチップス、インスタントラーメンなどが、時間がたって油が変質した状態のことを指します。これらを食べると、下痢《げり》や腹痛をもよおすことがあります。なぜかというと、脂肪が変質して、過酸化脂質という有害物質ができているからなのです。

過酸化脂質という言葉を、そのまま読み解くと、脂質（脂肪）が過剰に酸化したものということになります。まさしく過酸化脂質とは、そういうものなのです。

空気中には、約20％の酸素が存在しています。この酸素のおかげで、私たちは呼吸することができて、生命を維持していられるのは周知の事実です。

ただ、その酸素はいろいろな食べ物と結びついて（これを酸化といいます）、成分を変質させます。脂肪も例外ではなく、酸化を受けます。それがかなり進んだ状態になって、その結果できたものが、過酸化脂質です。

過酸化脂質は、非常に複雑な物質で、簡単に化学式であらわすことができません。また、いくつも種類があって、それが複雑に組み合わさっています。

過酸化脂質は有害で、それを多くふくむ食品を食べると、嘔吐《おうと》や下痢などをもよおします。古くなった油で揚げた天ぷらやフライを食べると、胃もたれや胸焼け、下痢などの症状を引き起こしますが、過酸化脂質が原因と考えられます。動物実験では、過酸化脂質は成長に悪影響をもたらし、多量にあたえると死んでしまうことが確認されています。

過酸化物価《ぶっか》

油は、保管しておくと、空気中の酸素と結合して、しだいに酸化していきます。これを自動酸化といいます。過酸化物価は、自動酸化がどのくらい進んでいるかを知るための指標です。ＰＯＶ値ともいいます。

自動酸化が起こると、ヒドロペルオキシドという物質ができます。ヨウ化カリウムを使って、ヒドロペルオキシドの量を測定した値《あたい》が、過酸化物価です。過酸化物価が高いほど、自動酸化が進んでいて、過酸化脂質がたくさんできていることになります。

新しい植物油の場合、過酸化物価が２を超えることはありません。しかし、自動酸化が進んでいくにしたがって、過酸化物価は上昇していき、これまでの測定では、即席ラーメンで

5～29、ポテトチップスで5～43、揚げせんべいで4～53、ドーナツで5～21、かりんとうで9～29、バターピーナッツで10～96という記録が残っています。

動物に植物油などが酸化したものを投与した実験では、過酸化物価が100以下であれば悪影響は見られませんが、それを超えると、値が高くなるにしたがって成長が悪くなり、1000を超えると死亡するという結果になっています。これは、酸化によって有害な過酸化脂質ができているためと考えられます。

厚生労働省では、即席めんにふくまれる油脂は、酸価が3を超えるもの、または過酸化物価が30を超えるものであってはならないと定めています。また、油で処理した菓子（油分10％以上）は、製品中にふくまれる油脂の酸価が3を超え、かつ過酸化物価が30を超えないこと、および酸価だけでは5を超えないこと、または過酸化物価のみでは50を超えないことと定めています。

カプリル酸

カプリル酸は、ココナッツオイルやヤシ油にふくまれています。炭素数が8個の飽和脂肪酸。ちょっと不快なにおいがします。

カプリル酸には、抗菌性があり、カンジダというカビの一種が原因のカンジダ症の治療に使われます。

カプリン酸

炭素数が10個の飽和脂肪酸です。香料やゴム、染料、合成繊維、食品添加物などの原料として使われています。

カプロン酸

カプロン酸は、炭素数が6個の飽和脂肪酸です。ヤギの油の分解物から得られたことから(カプリとは、ラテン語でヤギのこと)、この名前がつけられました。不快な(ヤギくさい)においがします。

グリシドール脂肪酸エステル

グリシドール脂肪酸エステルは、トリアシルグリセロールを、ジアシルグリセロールに改変させ、それを脱臭《だっしゅう》のために加熱する過程で、副産物としてできてしまいます。また、通常の植物油を製造する際にも、脱臭の過程で微量できるといわれています。

グリシドール脂肪酸エステルは、体内で分解されると、グリシドールと脂肪酸に分かれる可能性があります。このときできるグリシドールについて、世界保健機関(WHO)の国際がん研究機関(IARC)では、「人に対して、発がんの危険性がある」と、警戒《けいかい》を呼びかけています。

ただし、いまの段階では、グリシドール脂肪酸エステルが、体内でどの程度グリシドールに変化するかについてのデータは得られていないといいます。２００９年９月、トクホの「エコナクッキングオイル」（花王）が販売自粛《じしゅく》となった原因の物質です。

グリセリン

グリセリンは、アルコールの一種です。甘味のある粘性《ねんせい》の無色の液体で、油脂のなかに多くふくまれています。

グリセリンによって、脂肪酸がつなぎ合わされたものが、脂肪です。自然界では、植物や動物の体内で、脂肪酸とグリセリンが結合して、脂肪が作られています。

グリセリンは脂肪のなかにあっては、脂肪酸と脂肪酸をつなぐ「ちょうつがい」の役割をはたしています。

硬化《こうか》油《ゆ》

水素添加は、別名「硬化」ともいわれています。液状の植物油を固体状にするからです。硬化によってできた油を、硬化油といいます。ショートニングは、硬化油の一種です。マーガリンは、硬化油とふつうの植物油を混ぜて作られます。

しかし、水素添加の際に、トランス脂肪酸ができてしまいます。したがって、硬化油には、トランス脂肪酸が多くふくまれています。

コレステロール

コレステロールは、人間の胆石《たんせき》から分離された物質です。化学式は、$C_{27}H_{46}O$で、いわゆる六角形の「亀甲形《きっこう》」やそれに似たものが4つつながったような化学構造をしています。コレステロールは、動脈硬化を起こすとして常にやり玉にあげられていますが、実は人間にとって不可欠なものなのです。

私たちの体は約60兆個もの細胞からできています。つまり、私たちの体は細胞の集合体なのです。

細胞は、遺伝子が収められた「核」や「細胞質（細胞を構成する原形質《げんけいしつ》のうち、核を除いた部分）」で構成されていますが、細胞質は「細胞膜」によってまわりを囲まれることで成り立っています。もし、細胞膜がなければ、細胞質は形成されず、細胞は存在できないことになります。

実はこの細胞膜を作っているのが、コレステロールなのです。細胞膜は、コレステロールとリン脂質（リンをふくんだ脂肪）が交互に並んだような構造をしています。つまり、コレステロールは、細胞膜を構成するもっとも重要な成分なのです。

また、コレステロールは、体内で脂肪を分解する働きをする胆汁酸《たんじゅうさん》の原料となります。胆汁酸は、肝臓で作られ、十二指腸《じゅうにしちょう》で脂肪をこまかく分解して（乳化《にゅうか》という）、消化・吸収を助けます。もし、胆汁酸がなければ、脂肪の消化・吸収はうまくおこなわれなくなります。

さらに、コレステロールは、さまざまなホルモンの原料となっています。副腎皮質《ふくじんひしつ》ホルモン（ステロイドホルモン）、男性ホルモン（アンドロゲン）、女性ホルモン（エストロゲン）などがそうです。

細胞膜も胆汁酸もホルモンも、体にとって非常に重要なものです。もしそれらがなくなったら、体は機能しなくなってしまいます。その原料となるコレステロールは、1日に1～2g程度必要とされ、毎日の食事から摂取されています。また、体内でも、肝臓や小腸、筋肉などでコレステロールが合成されています。

【さ行】

酸価

酸価は、油の劣化《れつか》や変質の尺度《しゃくど》として利用されています。一般に酸価値、酸化度、酸化値、AV値などともいわれています。

脂肪酸とグリセリンが結合したものである油（脂肪）は、揚げ調理などによって、分解されて、しだいに遊離《ゆうり》脂肪酸（脂肪から分離した脂肪酸）が増えていきます。それだけ、油の変質が進むということです。

この遊離脂肪酸を中和《ちゅうわ》するのに必要な、水酸化カリウムのミリグラム数が酸価です。つまり、酸価が高いほど、遊離脂肪酸が多いということになり、それだけ油の変質が進んでいるということです。

使用していない大豆油の酸価は、0・1以下です。ところが、揚げ物をすると酸価は上がっていき、野菜の天ぷらでは0・5程度になります。そして、何回も揚げ物をすれば、それにしたがって酸価は上がっていきます。

ふつう油の酸価が3以上になると、異臭《いしゅう》がして、それを食べた場合、嘔吐《おうと》や下痢などをもよおすといわれています。

厚生労働省は、弁当及びそうざいの衛生規範で、揚げ油の酸価が2・5を超えた場合には、新しい油に交換することを定めています。また、農林水産省では、油揚げの場合、油脂の酸価を3以下にすべきとしています。

酸化防止剤

食品は空気中の酸素と結合して、すなわち酸化して、香りや味が落ちていきます。これを防ぐのが、酸化防止剤で、食品添加物の一種です。

油は、とくに不飽和脂肪酸の多い油は酸化しやすく、変質して、有害な過酸化脂質ができてしまいます。したがって、それを防ぐために酸化防止剤が必要になります。

ビタミンEは、抗酸化作用があり、油に溶《と》けやすいので、食用油や植物油脂を使った加工食品に、酸化防止剤としてよく使われます。コメ油やひまわり油などの植物油は、もともとビタミンEを多くふくんでいるため、添加しなくても酸化はそれほど進みません。一方、ラードやヘット（牛脂《ぎゅうし》）はビタミンEをふくまないので、酸化を防ぐためにビタミンEが添加されています。

酸化防止剤は、ほかにＢＨＡ（ブチルヒドロキシアニソール）やＢＨＴ（ジブチルヒドロキシトルエン）がありますが、いずれも動物実験で発がん性の疑いがもたれているため、ほとんど使われていません。

ジアシルグリセロール（DAG）

一般の脂肪は、グリセリンに脂肪酸が3個結合したものです。これを、トリアシルグリセロール（TAG）といいます。「トリ」とは3つという意味です。

一方、ジアシルグリセロールは、グリセリンに2個の脂肪酸が結合したものです。「ジ」は2つという意味。ジアシルグリセロールは、一般の食用油には数%しかふくまれていません。

これまでの研究で、ジアシルグリセロールを摂取した場合、トリアシルグリセロールに比べて、血液中の中性脂肪《ちゅうせいしぼう》が増加しにくく、長期間摂取すると、肝臓や腸間膜《ちょうかんまく》に脂肪が蓄積しにくいことがわかっています。

ふつうの脂肪であるトリアシルグリセロールは、十二指腸《じゅうにしちょう》で分解されてから小腸で吸収され、その後再合成されて、血液中の中性脂肪となります。一方、ジアシルグリセロールの場合、脂肪酸が1個少ないため、分解されて吸収されてからも、トリアシルグリセロールに再合成されにくく、血液中の中性脂肪が増加しにくいのです。

そのため、ジアシルグリセロールを多くふくんだ油は、「体に脂肪がつきにくい」ということで、トクホに認められているのです。その第1号が「エコナ クッキングオイル」です。

しかし、２００３年に厚生労働省の薬事・食品衛生審議会の新開発食品調査部会が、「エ

本作品は当文庫のための書き下ろしです。

渡辺雄二

一九五四年に生まれる。栃木県出身。千葉大学工学部合成化学科卒業。消費生活問題紙の記者をへて、一九八二年にフリーの科学ジャーナリストとなる。食品・環境・医療・バイオテクノロジーなどの諸問題を提起しつづけ、雑誌や新聞に精力的に執筆。とりわけ食品添加物、合成洗剤、遺伝子組み換え食品などに造詣が深く、全国各地で講演も行っている。

著書には『食品添加物の危険度がわかる事典』（KKベストセラーズ）、『知っておきたい食品鮮度の知識』（日本実業出版社）、『ヤマザキパンはなぜカビないか』（緑風出版）、『食べてはいけない添加物 食べてもいい添加物』（だいわ文庫）、ミリオンセラーとなった『買ってはいけない』（共著、金曜日）などがある。

食《た》べて悪《わる》い油《あぶら》 食《た》べてもよい油《あぶら》

2009年12月5日　第1刷発行

著者　渡《わた》辺《なべ》雄《ゆう》二《じ》

Copyright © 2009 Yuji Watanabe

発行所　株式会社静山社《せいざんしゃ》

編集・制作　株式会社さくら舎

東京都千代田区九段北一-一五-一五　〒一〇二-〇〇七三

電話（営業）〇三-五二一〇-七二二一

（編集）〇三-五二一一-六四八〇

http://www.sayzansha.com

写真　佐藤隆俊

ブックデザイン　石間 淳

本文組版　朝日メディアインターナショナル株式会社

印刷・製本　凸版印刷株式会社

本書の全部または一部の複写・複製・転訳載および磁気または光記録媒体への入力等を禁じます。これらの許諾については小社までご照会ください。

落丁本・乱丁本は購入書店名を明記のうえ、小社にお送りください。送料は小社負担にてお取り替えいたします。

なお、この本の内容についてのお問い合わせは編集部あてにお願いいたします。

定価はカバーに表示してあります。

ISBN978-4-86389-021-3　Printed in Japan

静 山 社 文 庫 の 好 評 既 刊

書き下ろし

金盛浦子

男の子を追いつめる
お母さんの口ぐせ

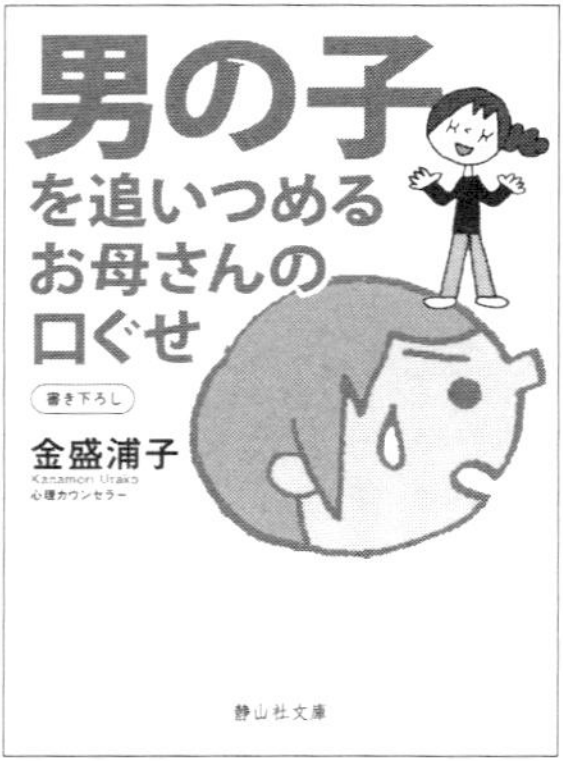

なにげない母親の口ぐせが、いかに息子をダメな子に育て、心を傷つけているか。お母さんの言葉が変われば、ぐんぐん伸びる子が育つ！

630円
B-か-1-1

定価は税込（5%）です。定価は変更することがあります。

静山社文庫の好評既刊

書き下ろし

増尾 清

「ひと手間30秒」農薬・添加物を消す
安全食事法

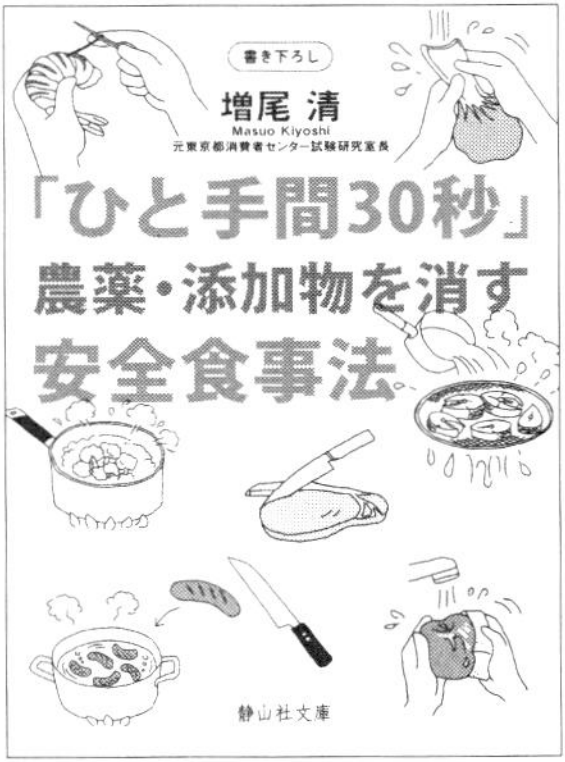

野菜、果物、肉、魚、加工食品、全106食品の正しい選び方と、農薬・添加物を落とす30秒の下準備や毒を消す調理法をイラストで紹介。

740円
B-ま-2-1

定価は税込(5%)です。定価は変更することがあります。

静山社文庫の好評既刊

書き下ろし

松岡博子
伊藤樹史 監修

15秒骨盤均整ダイエット

アッという間にサイズダウン！

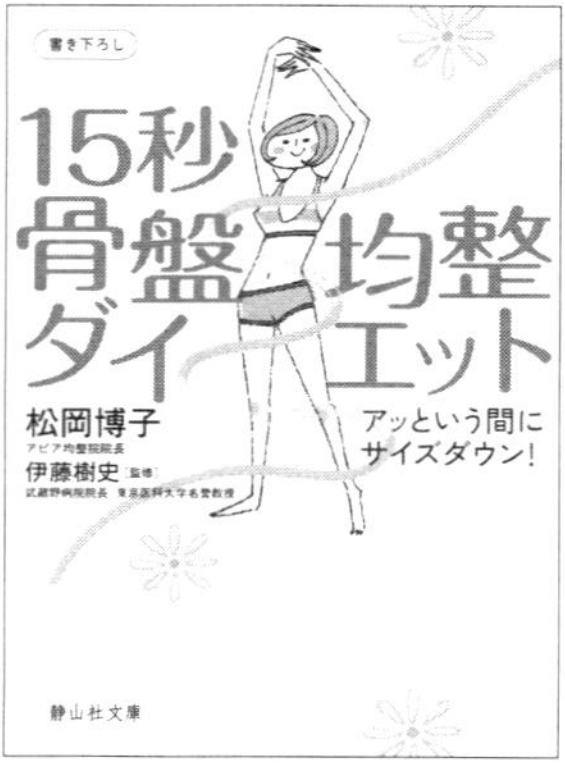

劇的！　女も男も！　一気にウエスト２センチ、下腹７センチ減！　やせる、きれいになるといま大注目の簡単即効安心ダイエット法を公開！

600円
B-ま-1-1

定価は税込（5%）です。定価は変更することがあります。

静山社文庫の好評既刊

書き下ろし

星 亮一

坂本龍馬 その偽《いつわ》りと真実

なぜ、暗殺されなければならなかったのか

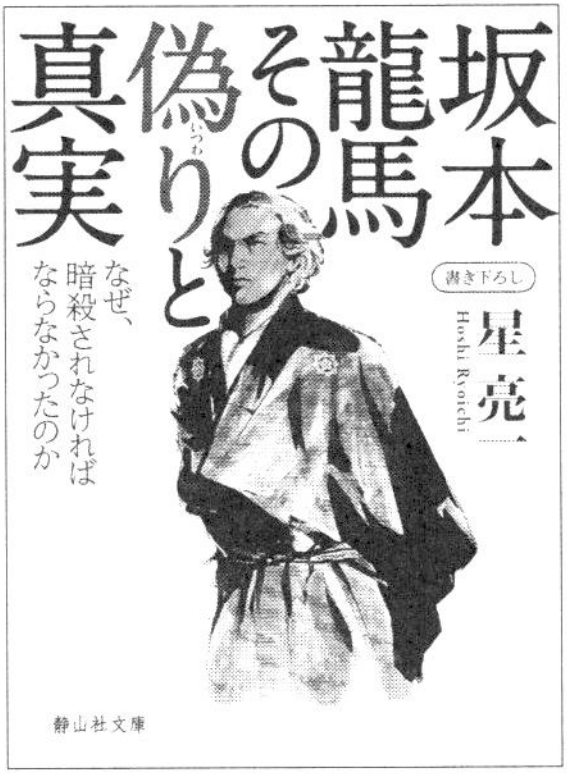

浪人にして英雄！　龍馬は幕末動乱の時代に本当のところ何をやったか。その孤独と苦悩を明らかにし、誰も書かなかった「虚と実」に迫る！

680円
A-ほ-1-1

定価は税込（5%）です。定価は変更することがあります。

静 山 社 文 庫 の 好 評 既 刊

書き下ろし

安保 徹

40歳からの免疫力がつく生き方

からだは間違いを犯さない

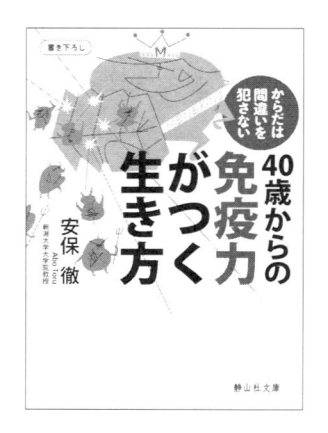

40歳から免疫力は急低下。世界的免疫学者が免疫力低下を招く生き方に警鐘。どうすれば病気を防げるか!?　免疫力でもう怖いものなし！

630円
B-あ-1-1

定価は税込（5%）です。定価は変更することがあります。